死にゆく過程を生きる

終末期がん患者の経験の社会学

田代志門

世界思想社

死にゆく過程を生きる——終末期がん患者の経験の社会学　目次

凡例

- 文献については、巻末の文献表に一括して掲示した。
- 文献注については、文中（　）内に、（著者名　出版年：引用ページ数）の形式で、訳書がある場合には、（原著者名　原著の出版年：原著の引用ページ数＝訳書の出版年：訳書の引用ページ数）の形式で示した。ただし、訳文は必ずしも訳書に従っていない。
- 引用文中〔　〕内は、引用者の補足を表す。
- 引用文中「……」は、引用者による省略を表す。
- インタビュー・データの引用においては、語り手の名前は仮名で示し、聞き手である著者の発言については記号（＊＊）で示した。

序章　現代社会においてなぜ死が問題になるのか

1　焦点としての「死にゆく過程」

二〇〇〇年代の後半以降、日本においては、納棺師を主人公とする映画『おくりびと』や死者との交流を主題とする「千の風になって」のヒットに代表されるように、看取りや死別をテーマとする映画や小説、歌などが一定の市民権を得つつある。(1) こうした傾向は学術研究とも一部連動しており、二〇〇八年には東京大学出版会から全五巻の『死生学』シリーズが公刊された。(2) この点で、社会保障論を専門とする広井良典が指摘するように、「死生観をめぐる問い」は「現在の日本において、いわば「時代の問い」ともいえるような位置」を占めつつある（広井 2001：210）。

もちろん、死に対する研究テーマは多岐にわたっており、そのなかには、葬送儀礼や墓地の研究のように、宗教学や民俗学によって以前から取り組まれてきた古典的な研究テーマもある。(3) しかしその一方で、むしろ近年になって比較的新しい研究テーマとして浮上してきたものがあり、その代表例は医療現場における「死にゆく過程（dying process）」に関する研究である。[4] これらの研究においては、終末期ケアの現場における専門職と患者・家族の相互行為の詳細な記述と分析が行われるとともに、「自分の死に方について自分で決めたい」という社会的なニーズに応じる形で、治療の中止や差し控えをめぐる倫理的問題が広く議論されてきた。[5] わずか十数年前には、病名や病状を患者本人に伝えるべきか否かが真剣に議論されていたことを考えると、これは大きな変化である。

こうした状況をふまえ、本書では、著者の約一〇年にわたる日本のホスピス・緩和ケア[6]に関するフィールドワークに基づき、終末期がん患者の「死にゆく過程」に関する語りを詳細に分析することを試みる。記述の中心は、あくまでも当事者の体験の内在的解釈にあるが、そこに欧米と日本のホスピス運動の社会的・文化的背景やケア提供者側の視点も加味することによって、専門職による「死にゆく過程」の支援をめぐる課題をも描き出すことにしたい。この意味で本書の記述は、死を予見しつついかに生きるべきか、という実存的な問いと、死にゆく人をいかに支えるか、という実践的な問いの双方に応えることを目的としている。

以下ではそれに先立ち、「死にゆく過程」に関する問題群が、現代社会で頻繁に議論されるようになる時代背景について、一つの見取り図を得ることを試みる。その際、具体的にはある医師の経験を準拠点としながら、「病院死の一般化」「延命治療への疑念」「死の予見可能性」という三つの段階を経て「死にゆく過程」が注目されるようになる経緯を描き出したい。この作業を通じて、「自分の死に方について自分で決めたい」という、今日では当たり前に思えるような患者の「希望」が、特殊な歴史的経緯のなかで生まれた「現代的」現象であることを確認しておくことが、本章の主要な目的である。

2　病院死の時代

先述したように、本節では宮城県で在宅緩和ケアの普及に取り組んだ医師の故・岡部健の体験談を一つの導きの糸としながら、なぜ現代社会において「死にゆく過程」が問題になるのか、という問いに対して一つの回答を試みる。ここで岡部を取り上げる理由としては、まずは彼が日本を代表する在宅緩和ケアの実践者の一人であり、すでにジャーナリストの奥野修司による評伝をはじめ、関連著作物が豊富に公刊されているという点がある。(7) また著者にとっては、岡部はもっとも近くでその活動を観察し続けてきた緩和ケアの臨床家であり、文脈を補いつつ彼の発言の趣旨を理解できること、さらには本書の記述全体が彼の考え方に影響されつつ執筆されているという理由もある。

しかしこういった実際的な理由を超えて、岡部の体験談には独特の「面白さ」がある。というのも、日本におけるホスピス・緩和ケアの実践が海外の動向から強い影響を受けて発展していったのに対し、彼の場合はほとんどそういったものを参考にすることなく、目の前の患者・家族のニーズに即する形で独自の看取りのシステムを作り上げていったからである。(8) それゆえ、岡部の経験を準拠点とすることで、「社会の変化に応じた死の臨床の変化」が見えやすくなり、現代社会において「死にゆく過程」

が注目されるようになった経緯を描き出す、という本章の目的が効果的に達成される可能性が高い。では、彼はいったいどのような現場と向き合いながら、在宅看取りのシステムを構想していったのだろうか。

ある臨床医の経験

岡部健は一九五〇年に生まれ、一九七八年に大学を卒業し、二〇一二年に亡くなった。いわゆる団塊の世代に属し、学生運動の時代を生きた医師である。長らく呼吸器外科を専門としており、大学院では心肺移植の基礎研究に従事していた。本人の言葉を借りれば、外科医としては多少無理があっても手術に持ち込む「イケイケの医者」だったという（奥野 2013：108）。学位取得後、一九八七年からは静岡県立総合病院で、一九九一年からは宮城県立成人病センター（現宮城県立がんセンター）で、それぞれ呼吸器外科と呼吸器科の医長を務める。一九九七年に病院を退職し、岡部医院を開業。一九九九年には医療法人社団爽秋《そうしゅう》会を設立し、以後は在宅緩和ケアを専門とする開業医として活動していった。

以上の経緯からもわかるように、岡部の関心はある時期を境に、「どのような手段を使っても延命を図る医療の追求」から「穏やかな最期を迎えるためのサポート体制の構築」へと大きく変化している。このことをよく表しているのが、彼が設立した「爽秋会」という医療法人の名称である。岡部曰く、法人設立当初、周囲を見回しても医療法人の名称には「秋」を連想させるようなものは少なかったが、彼はあえて「爽やかな秋」という名称を選んだという（岡部 2010）。そこに込めた思いは、「春夏型の医

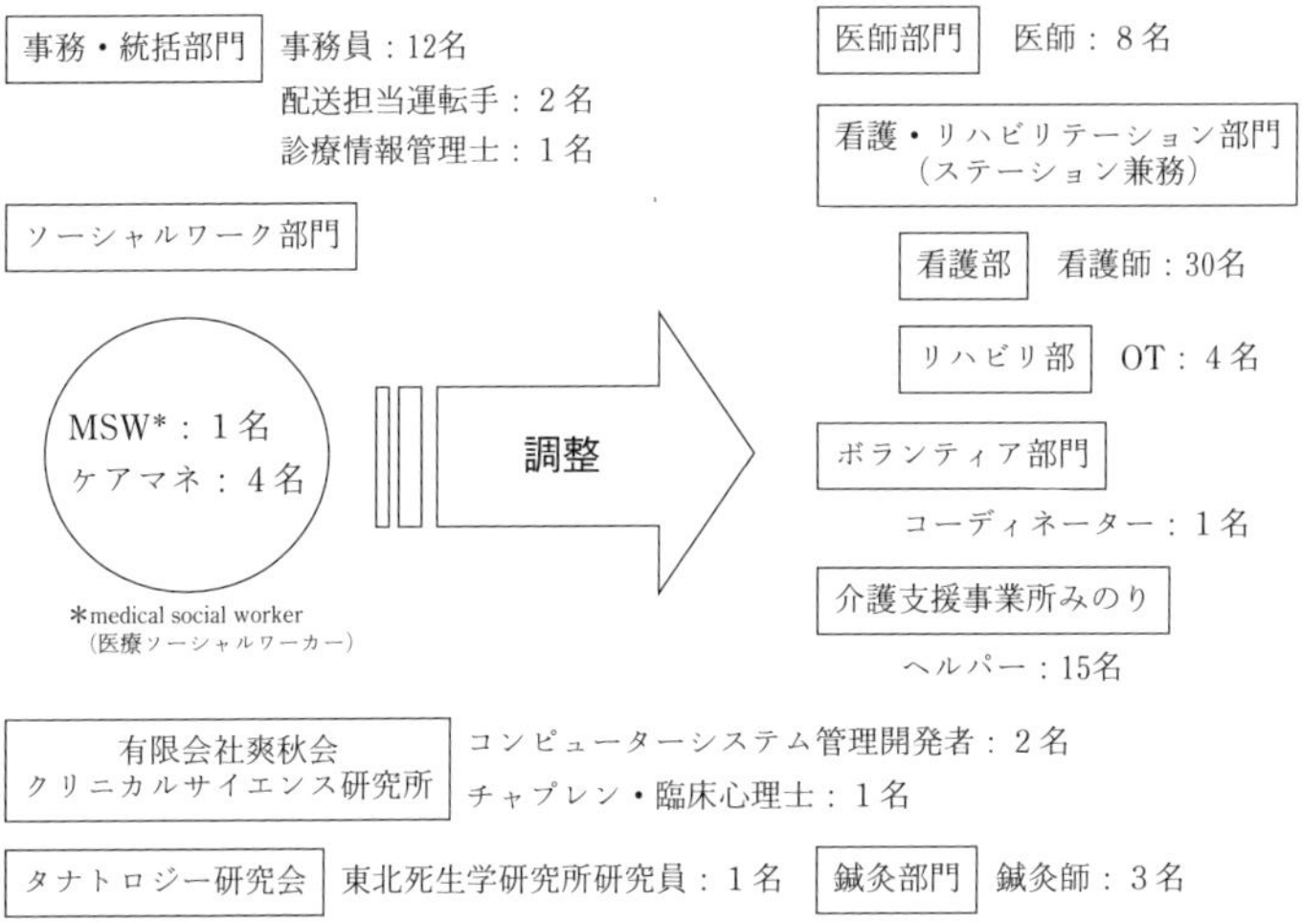

出典）岡部 2010: 9

図0-1　爽秋会のチーム構成（2010年時点）

療から秋冬型の医療へ」というものであった。すなわち、これまでの病院医療は、人生の春から夏を迎える人々を対象に、治癒と社会復帰を目標とする医療サービスを提供してきた。しかしこれからの医療には、人生の秋から冬を迎える人々を対象に、治癒は難しくとも生活の質（quality of life, QOL）を維持・向上させることを目指す新たな取り組みが求められている。だからわれわれは「秋から冬に向かっていく人たちだけのケアシステム」を作ろう、と。この意味で、「爽秋」という名称は、自分が「途中で気持ちが萎えたりする」ことがあっても、元の道には引き返せないようにするために自分を縛るためのものでもあったという（岡部 2008: 131）。

岡部はその後、世界保健機関（WHO）の緩和ケアの定義[9]以外、ほとんど既存のシステムを参考にすることなく、個々の患者・家族のニーズに合わせて必要なモノや人をそろえる、という方針に沿って、自分のチームを編成していく（図0-1）[10]。その結果、創設から一〇年後には爽秋会は一〇〇名近いスタッフを抱え、年間三〇〇名を超える患者の在宅死を支える、日本でも有数の在宅緩和ケア専門の医療機関へと発展していくことになった（岡部 2010）。これは一般的に機能している診療所でも年間数十件の在宅看取りがせいぜいという日本の現状を考えると、驚異的な数字である[11]。実際、爽秋会グループの存在は、宮城県の在宅のがん患者死亡率を全国平均よりも上へと押し上げている一つの要因となっている[12]。ではこのような取り組みにはどのような背景があるのだろうか。順を追って見ていくことにしよう。

病院死の一般化

岡部が医学部を卒業した一九七八年は、ちょうど日本で病院死が在宅死を上回るようになる時期と重なっている（図0-2）。それはまた、病院医療が在宅医療を駆逐していき、あらゆる手段を尽くした延命措置が無条件に「善」であると信じられるようになる時代でもあった。彼によればこの当時、自分だけではなく、多くの医師が「一分一秒でも長く、患者を生かすことが医師の使命である」という考えを共有していたという。その時代背景にあったのは、以下のような大きな医療技術の革新であった。

それはちょうど、実現不可能と考えられていた治療が医療技術の革新とともに現実のものとなってい

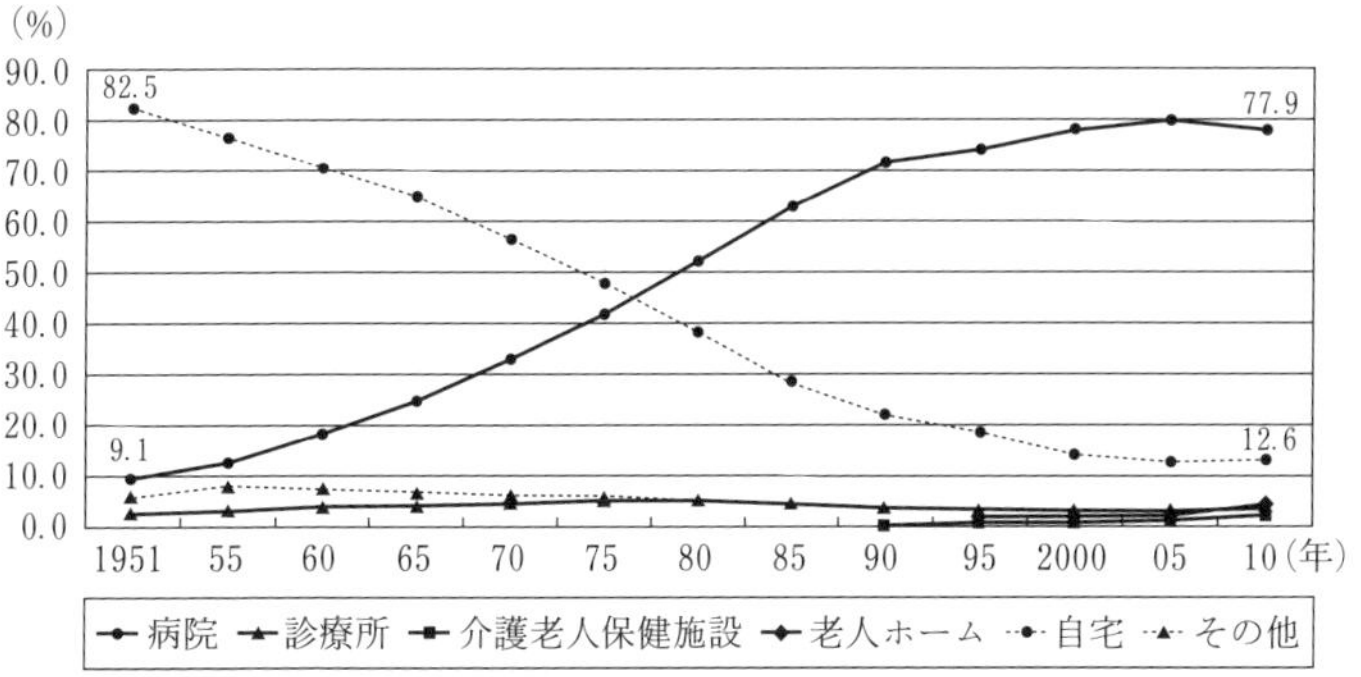

注）1990年までは、老人ホームでの死亡は自宅又はその他に含まれている。
出典）「平成24年版高齢社会白書」31ページ（厚生労働省「人口動態統計」より作成）

図０－２　死亡場所の構成割合の推移

> った時代であった。一例を挙げれば、日本人は長い間、結核と肺炎に苦しめられてきたが、抗生物質の登場で「不治の病」が治療可能なものに変わった。出生時平均余命が著しく伸びたのもこの時代である。
>
> 一九五〇年代から七〇年代にかけての目覚ましい医療革新によって、「このままいけば、なんでも治せる」と医師たちは確信するようになった。なかでも若い医師たちは最先端の医療技術を広く地域に普及させ、助かる患者を助けていこうという使命感に燃えていた。私もそういうひとりだった。（岡部ほか 2009：15）

岡部はここで抗生物質の登場を例として挙げているが、別の箇所では、彼が医師になって以降のもっとも象徴的な出来事として、CTの登場による診断技術の進歩を指摘している。岡部のような外科医にとって、CTの登場は「それまでの技術がぶっとぶほど衝撃的」だったという[13]（奥野 2013：103）。というのも、それまでの肺がんの外科治療では、脳転移や肝転移については正確に調べることが困難であり、事前にどこに転移しているかなどを知ることは不可能だったからだ。すなわち、手術では実際にメスを入れて初めて、どこまでがんが広がり、どこに転移していたのかがわかるという状況だったのである。ところが、CTやその他の診断技術によって初めて事前に転移の状況がわかるようになり、外科治療はようやく「空想から科学」になった。さらにこの変化は、患者にとってはそれまで慣れ親しんできた開業医への失望をもたらすとともに、規模の大きな病院への強い「信仰」をもたらすのに一役買うことになる。

当時の技術進歩は驚異的だった。CTやMRIが登場し、IVH（中心静脈栄養）ができるようになり、素人に毛の生えたような医者でも、在宅のベテラン医よりもはるかに正しい診断ができたのである。医者が優秀だったのではなく、機械がよかったのだが、患者さんにはそんなことはわからない。当時の開業医なんて、胸の写真を撮るくらいで、IVHはもちろん、CTの画像なんて読めなかったから、開業医と病院医の医療技術格差がものすごく広がってしまった。私が医者になった頃、数年もすると近所の医者がバカに見えたものだ。（奥野 2013：142-3）

あわせて、岡部はこれら技術革新の前提として、社会保障制度としての医療が一九六〇年代から一九七〇年代にかけて整備されていった点も指摘している（奥野 2013：141-2）。実際、一九六一年に国民皆保険制度が導入されたのを契機に、医療は一部の富裕層のものではなく、それまで医療を受けることができなかった一般の市民にとっても手の届くものとなっていった。この時期に人々は「それまでなら死んでいたはずの人が〔病院から〕死なないで帰ってくる」、しかも「医療費が安い」ことに気づき始め、一気に「病院への集中」が始まったのだという（奥野 2013: 141-2）。これをさらに加速させたのが、岡部が医学部に在籍していた一九七三年に実施された老人医療費の無料化だった。

以上の変化を受けて、病院死は次第に在宅死を圧倒するようになり、現在ではほぼ八割の人々が病院で亡くなるようになっている。[14] ここにおいて、人が亡くなる過程は、基本的には医療の管轄下にあるという感覚が広く共有されるようになったといってよい。この意味で、岡部が医師になった一九七〇年代から八〇年代にかけては、病院死の顕著な増大に伴い、日本における死にゆく過程の医療化が誰の眼にも見える形で進んでいった時期でもあった。

3　「死にゆく過程」の発見

延命治療への疑念

ところが一九九〇年代になると、こうした状況は、患者・家族にとってはたして幸福な状態と呼べるのかどうか、という疑問が少しずつ表明されるようになってくる。ここでは当時の議論状況に大きなインパクトを与えた出来事として、一九九〇年の『病院で死ぬということ』の出版と、一九九五年に判決が出された、いわゆる「東海大安楽死事件」について触れておきたい。[15]

外科医の山崎章郎によって執筆された『病院で死ぬということ』は、当時ベストセラーになり、一般市民の間でのホスピス・緩和ケアに関する認知を飛躍的に高めた書籍である（山崎［1990］1996）。その前半部は、五つの事例をもとに病院での看取りの困難さを記述したものであり、最終章は「そして僕はホスピスを目ざす」という宣言で締めくくられる。山崎の問題意識は、治癒と社会復帰を目的とする一般病院において終末期のがん患者が「とり残されて」しまい、「みじめな思いの中で死んで行ってしまう」現状をなんとか変えたいという一点にあった。

他方で、東海大安楽死事件は、奇しくもこの本が出版された年に、東海大学医学部付属病院に入院した患者に対する医師の処置について争われた刑事事件である。「一分一秒でも長く生かすことが医師の使命」という若き岡部医師と同じ信念を共有するこの医師は、家族からの度重なる治療中止の要望を断りきれず、最終的には毒物を患者に注射し、死に至らしめてしまう[16]。この判決で示されたいわゆる「安楽死の四要件」は、今日に至るまで、この領域でもっとも影響力のある規範の一つであり続けている[17]。

ここで興味深いのは、東海大の事例を丹念に見ていくと、『病院で死ぬということ』で挙げられているいくつかの事例と、事態の推移がほとんど重なっていることである。すなわち、患者本人はまったく蚊帳の外におかれたままで、医師と家族の都合に従って一方的にあらゆる意思決定が進められていくという事態である。その意味で、この両者の事例は、一九八〇年代後半の日本の医療現場において「医療化された死」の抱える矛盾が噴出しつつあったことを示唆している。

実際、岡部もちょうどこの時期に、静岡県立総合病院で、初めて自分のそれまでの医療を反省的に捉える契機となる患者（Tさん）に直面している。この患者は慢性呼吸不全であったが、勤務先の病院では、当時こうした病態の患者の終末期に際して積極的な治療が行われていなかったという。そこで岡部は大学病院で身につけた「呼吸器外科の最先端技術の腕を振るおう」と意気込む。

Tさんは当時、結核手術後の慢性呼吸不全のなかで肺炎を患っていた。私は痰を出すために気管を切開し、人工呼吸器管を挿入したままの状態で、自宅でも痰を吸引できるようにした。それによって肺炎の再発は予防されるし、生命の延長も可能になる。肺の悪い人であっても、医療技術の恩恵により見違えるような症状改善が達成される。「技術を駆使すれば、人の生命は延ばせるのだ」、このように意気揚々と語る自分がいた。（岡部ほか 2009：18）

しかしこの患者は、あるとき、強い調子で一切の治療を中止するように岡部に迫ってきた。彼がその理由として挙げたのは、自分の結核がシベリア抑留時代以来のものであり、その時代にほとんどの友人を亡くしていること、あの世に行かなければその友人たちとは再会できないということだった。すなわちこの患者にとって、戦後の生はある意味すべて「余生」のようなものであり、唯一の希望は死後、戦友と再会することだったのである。しかも、そもそもこれまで黙って医療を受けてきたのは、「若くて頑張っている」岡部を見て悪いと思い、我慢していたからだという。岡部はこの事例を次のように振り返っている。

延命よりもはるかに強い欲求があることに気づかされ、私は人工呼吸器をつけたことがよかったのかどうか悩んだ。それに、我慢させていたなんて、私は何をやっていたんだ。私が治療したのは何の意味もなかったのかと、私は自問し続けた。医者が患者の命を救いたいと最善を尽くしても、それは医者の自己満足にすぎないこともある。そのことを、この男性は体を張って教えてくれたのだと思う。

（奥野 2013: 113-4）

ここで生じているのは、病院死を前提として生み出された新たな状況である。医師の使命は「一分一秒でも長く患者を生かす」ことにあり、それに沿ってこれまでの医療は進められてきたが、はたしてそれは患者・家族の幸福につながっているのだろうか。ここにおいてまずは医療者の側から、病院での死の現状についての疑念が少しずつ湧き起こるようになってきたのである。

死の予見可能性

この次に来るのが、「患者自身の選択」という最後の段階である。先述したように、東海大の事例と山崎の本に共通する問題意識の中心は、「本人が自分の病気や治療について何も知らないまま、まるで他人事のように死んでいく」ことの是非に関わるものだった[18]。実際、東海大のケースを丁寧に取材した医師であり医療ジャーナリストである永井明は、その著書『病者は語れず』の「プロローグ」において、彼の取材の成果と臨床医としての経験を頼りに、患者本人から見た事例の経過をフィクショナルに再構成するという「やや無謀な試み」を行っているが、その理由を以下のように説明している。

事件の経過を聞いていて、もっとも気になったのは、医者と患者の家族のせめぎ合いばかりが目立ち、いちばん肝心の本人、石渡省一さんの声がまったく聞こえてこない、姿が見えてこないということだった。彼が昏睡状態なのをいいことに、ほとんど意識的に無視されているというような印象さえ受けたのである。（永井 1999：44–5 強調は引用者）

この問題は、一九九〇年代になると「インフォームド・コンセント」概念の輸入とともに「がん告知」の是非として争われ、二〇〇〇年代にはやがて病名や病状に関する情報提供はルーティン化していくことになる[19]。告知の問題については後ほど詳述するが、ここで確認しておきたいのは、現代的な死の問題が構成される最後の要素が、この「本人への死を予見させるような情報提供」に他ならない、という点である。

実際、東海大安楽死事件からすでに二〇年以上が経ち、現在では、少なくとも理念的には次のような意思決定プロセスが望ましいことが、おおむね社会的に合意されている。すなわち、「医療者は患者・家族の求めに応じて病名・病状や予後に関する情報を提供しつつ、対話を重ねるなかで今後の治療法や療養場所の選択について話し合うべきである[20]」。しかしわずか十数年前には、この規範はまったく「当たり前」のことではなかった。

岡部が病院を退職し、在宅での看取りにのめり込むことになったきっかけも、こうした事例であった。宮城県立がんセンターに勤務していた際に、彼はある二〇代の女性患者（Oさん）の手術を担当することになる。しかし手術で腫瘍をとりきれず、その後に経過観察を続けるなかで脳転移が明らかになった。そこで彼は当時の慣例に従い、まずは夫にのみこの検査結果を伝えてその後の治療を進めていくことにした。しかし夫の様子がおかしいと感じた患者は、岡部に「包み隠さず、夫と自分の前で真相を告げてほしい」と詰め寄る。そこで追い詰められた岡部は、現在の病状と予後について、改めて二人の前で詳しく説明することになる。ここまで詳細に術後の経過や予後の見込みについて患者本人に話したのは初めてのことだったという。その結果、彼女は即座に「家に帰る」と宣言し、岡部は「最期まで責任もって診てくれ」と往診を約束させられる。

これ以降、岡部は彼女の主治医として在宅での療養体制の確立に深く関わり、在宅の「面白さ」に魅入られていくことになる。これまで病院で見てきた「だんだん気持ちが衰え、意欲がなくなって亡くなっていく姿」とはまったく違う「日常の暮らしとつながった形の死」を目の前にしたからである（岡部 2008：124, 126）。後に岡部はこの事例を振り返って次のように述べている。

当時、がんの告知はまだ一般的ではなかった。「がん」という病名がそのまま告知されると、患者の気力が低下し、自殺に至る可能性すら否定できない。そのような危惧から、たとえば肺がんには「肺膿瘍」などの偽病名が使われていた。告知は禁忌事項であり、私自身、患者本人にすべてを話したケースはほとんどなかった。ところがOさんは気力が低下するどころか、告知した瞬間、表情がパッと明るくなった。見通しのつかない将来に対する不安、家族との信頼関係の揺らぎ、そこから生じる疎外感は、Oさんにとって、がんであるという事実以上につらいことだったのである。（岡部ほか 2009: 20-1）

岡部はこの患者との出会い以降、希望する患者には病状や予後について丁寧に説明したうえで、在宅療養の際の医療面や生活面での不安を解消していくと、最期まで自宅で過ごしたいと望む患者は多いのではないか、と考えるようになる。そこで彼は翌年に、自分の担当した患者をすべていったん自宅に返すという荒っぽい手法でこれを検証した。その際に岡部が患者に約束したのは次の三つだったという。一つ目は、主治医である自分が往診に行き、医療の水準を落とさないこと。二つ目は、訪問看護や介護サービスの手配を行い、生活の面で不自由がないようにすること。最後は、いつでも病院に戻れるようにしておくこと。その結果、実に九割の患者が最期まで自宅で過ごしたという。これを機に、岡部は病院を退職し、在宅看取り専門の診療所の創設に向かうことになる。

後に彼自身ががん患者となり、自らが心血を注いで作り上げたシステムを利用して、最期まで自宅療養を続けることになるのだが、その際、なぜそこまで「在宅」にこだわるのか、という問いに答えるかのごとく、以下のように語っている。

退院した日、私は家に帰ると真っ先にベランダに出て煙草を吸った。大きく吸って思いっきり紫煙を吐いた。庭の木々に止まっている小鳥の鳴き声を聞きながら、煙草をくゆらしているときの至福感。

猫がいて、木々の緑が映え、バラが咲いている。何も変わらないこの日常生活こそ大切なのだと思う。「生活」のある空間とはこんな素晴らしいものかと、なんともいえない満足感が溢れてきた。「在宅」とは、この日常性の延長なのである。（奥野 2013：28）

岡部は二〇一〇年の初めに余命一〇か月と言われてから二年以上が経過した二〇一二年九月二七日に自宅で亡くなった。享年六二歳であった。「すでに私が生まれた一九五〇年当時の平均寿命（男性五八歳）を超えているのだから、十分長生きした」という感覚を持ってのことであったという（奥野 2013：13）。

4　死の問題の現代的位相

以上ここまで、岡部の経験に沿いながら、現代社会における「死にゆく過程の発見」の過程を三つの段階に区切って確認してきた。具体的には、（1）まずは病院での死が当たり前となり、死にゆく過程が基本的には医療の管理下におかれるようになること、（2）次にその過程で「一分一秒でも長く生かす」ことの正しさが疑われるような局面が表面化していくこと、（3）最後にこうした難しい局面においては、そのことを本人が知り主体的に選び取る、という選択肢が広がっていくこと、である。以上のことは、ここ十数年の間に初めて達成されてきたことであるが、ＱＯＬやインフォームド・コンセント、ホスピス・緩和ケアといった言葉が普及した現在ではかえってその「新しさ」が見えにくくなっている。[21]

とりわけこの過程で重要な役割を果たしているのが、「自らの死にゆく過程の認知」である。というのも、死の問題の現代的位相の一つは、自分の死が近いことを認識している人間が、残された生をどう生きるべきかと思い悩む、という実存的な課題にあるからだ。[22] これは逆にいえば、仮に客観的に見れば死が近いとしても、そのことを本人は知らず、最後まで治るつもりで生きている場合には、この問題は「問題」にならない。むしろ「問題」は看取る側に生じ、焦点は死別の悲嘆に当てられる。[23] この意味で、「本人が自らの死が近いことを予見しつつ目の前の生を生きる」という歴史的には特殊な状況が一般化したことを前提として、初めて「死にゆくこと」という本人の生き方の問題に直接関わる問題群が生じてきたのである。

生き方の変容へ

そうだとすれば、「死にゆく過程を生きる」という課題の発見は、第一義的には終末期患者とその支援に関わる人々にとっての切実な問題をもたらすが、そこに留まるものではなくなってくる。というのも、このように自分の死が近いことを医師から知らされ、あるいはそれを知らされた患者をケアし、共に生きていくことは、現在そのような状態にはない人々にとってもすでに「生じうること」として、自らのライフコースに織り込まれるようになってくるからである。この意味で、「死にゆくこと」の発見には、人々の生き方に再考を迫る要素が少なからず含まれている。これは一般向けのホスピス・緩和ケアに関する書籍が良かれ悪しかれ、生き方に関する「道徳的」含意を持っていることからも容易に理解される(24)。

このことを高齢化社会の到来に即して、明確に述べているのが社会学者の小倉康嗣である。小倉は高齢化社会の到来は、単に高齢者にとっての問題というだけではなく、老いてからの人生の時間が飛躍的に延長されることに伴う、すべての人にとっての生き方の変容の問題であると指摘している。それは具体的には、近代の「仕事と子育て」という「生産性／生殖性」中心の価値観に変容を迫るものであるという。

> それ〔＝日本の近代産業社会〕は、成人になるまでは生産労働に寄与するまでの成熟途上、働き盛りで家族を養う壮年期がピーク、それ以後の老年期は余生でしかない、という中央集権的な人生観をつくりあげ、同時に「生産性／生殖性」を基盤とした制度的役割（バリバリ働き、家族を養う）を全うすることが人生の「上がり」であるという筋書きを用意したのである。……
>
> ……しかし、高齢化によって人間の生涯時間は大きく延びた。高齢化社会では、「進歩・成長」という「大きな物語」がいきづまり生活の上昇感が飽和化する一方で、「生産性／生殖性」原理のみには依拠できない壮年期以後の人生段階（人生後半期）が、生涯時間の大きな比重を占めてくる。……
>
> もはやそこでは「人生の上がり」は不明瞭となり、「結婚して子を産み育ててこそ一人前であり、それが人生の上がり（ゴール）だ」という人生の筋書きは、人間としての存在論的安心感を保証しない。

（小倉 2006：510-1）

小倉によれば、老年期が短い社会においては、壮年期における「仕事と子育て」を社会の中心的な価値観とし、人生の行路をそれに向かって設計することによって人々は「存在論的安心感」を得ることができた。しかしながら「仕事と子育て」以降の人生の期間が飛躍的に拡張されていくと、この「物語」は必ずしも「安心感」を与えてくれないようになってくる。ここに彼は、近代化を極限まで推し進めていった結果、むしろ近代産業社会の価値観に対して相対化を迫るような動きが出てくるという「逆説」を見ている。[25]

これは直ちに「死にゆくことの発見」にもあてはまる。すなわち、医療技術の「進歩」は治癒と生物学的な生命の延長という誰にとってもわかりやすい「客観的な」基準に沿って進められ、大きな成功を収めてきた。しかしその結果生み出された、延長された「死にゆく過程」に対して、従来の医療が適切に対応できていないことが次第に明らかになってくる。そこで今度は新たな評価基準として、客観的な評価が困難な「本人の生き方」や「価値観」がクローズアップされるようになってくるのである。[26]しかも、ここでいう「生き方」や「価値観」は、死を前提としたうえでのものであるから、生産性／生殖性の論理とは逆のベクトルを持つ方向にも当然動きうる。実際、これから長く生きることを前提とした医療的な介入の多くは、死を予期しつつ生きる人にとっては、ほとんどその正当性を失ってしまうだろう。

この意味で、「死にゆく過程」の問題は、実は終末期患者のケアに限定された話ではない。多くの人間が、いずれ自らの死が近いことを認識しながらゆっくりと歩む時間を過ごすことを予期するような社会にあっては、生産性／生殖性に依拠した「大きな物語」による「存在論的安心感」は絶えず揺さぶられる。ここにおいて、本章冒頭で指摘したように、「死生観」が「時代の問い」となる地平が切り開かれてくるのである。(27)

5　「死にゆく過程」の社会学へ

以上の認識を前提として、本書では次章以降、死にゆく過程で生じる「生き方の問題」を、主に終末期がん患者の視点に依拠して描き出すことを試みる。これは逆にいえば、ケアを提供する専門職の視点や家族の視点やマクロな医療政策的視点には立たない、ということを意味する。ただし、それは何もこうした視点の重要性を否定するものではない。本書では、あくまでも死の現代的位相にアプローチするためには、当事者から見た「死にゆく過程をどう生きるか」という課題に取り組むことが戦略的に重要だと判断したからである。

そこで本章を閉じるにあたって、本節ではこうした戦略をとることの妥当性を、既存の死の社会学的研究の文脈とも照らし合わせて確認したうえで、本書全体の見取り図を提示しておくことにしたい。

ポストオープン認識の問題圏

ところで、本書の課題をこれまでの死にゆく過程研究の文脈に照らし合わせるならば、それは「ポストオープン認識」の問題圏に位置づけることができるだろう。「オープン認識（open awareness）」とは、「死にゆく過程」の社会学的研究の嚆矢となった、アメリカの社会学者バーニー・G・グレイザーとアンセルム・L・ストラウスの『死のアウェアネス理論と看護』に由来する概念である[28]（Glaser and Strauss 1965＝1988）。彼らの狙いは、死をめぐる「認識文脈（awareness context）」に注目して、終末期患者と家族、医療スタッフ間の相互作用を明らかにすることにあった。「オープン認識」は認識文脈の一つであり、患者と周囲の人々が共に死が近いという事実を知り、それを前提に行動する際の認識を指す[29]。本章で詳述してきた「死にゆく過程の発見」は、このオープン認識が前提となって成立している。

この点で、グレイザーとストラウスの研究は、基本的には「プレオープン認識」下での課題を検討したものと位置づけることができる。というのも、彼らの著作においては、オープン認識は稀なものとされており、基本的には患者自身が自らの病名や病状について何も知らない場合の相互行為の記述に、ほとんどの労力が費やされているからだ。実際、グレイザーとストラウスが調査を行った当時のアメリカでは、患者に対して病名や病状に関する情報を提供することは一般的ではなかった。しかしその後、アメリカではがん告知が一般化し、状況は劇的に変化していくことになる[30]。この意味で、哲学者の森岡正博が指摘するように、彼らの研究はこの時期でなければ成立しえなかったものであり、「ガン告知をほぼ一〇〇％行うようになった現在のアメリカの病院では、彼らの枠組みは修正を余儀なくされる」だろう（森岡 1996：227）。

ただし問題は、単にオープン認識が一般化したことに伴い、医療現場での慣行が事実として変化した、ということではない。むしろこの変化に伴い、そもそも記述すべき対象や取り組むべき課題自体が変化しつつある、という点が重要である。すなわち、グレイザーとストラウスの著作では、その相互行為分析のほとんどが、実際には医療スタッフ側からの働きかけに充てられており、患者の役割は周辺的なものに留まっている。というのも、プレオープン認識下の「死にゆく過程」で問題となるのは、いかに本人に情報を伝えないようにするか、という医療者側の戦略であり、その意味でこのやりとりの「主役」は医療スタッフとなるからである[31]。

ところが、患者が自らの死を認識し、そのうえでどう生きるか、という問いが成立した現在においては、状況は一変してしまう。オープン認識の一般化に伴い、医療スタッフや家族だけではなく、患者自身が死にゆく過程において重要な役割を果たすようになってくるからである。さらには、医療スタッフの経験する困難の質もそれに応じて変化していく。患者が自らの死を予見しない状況においては、患者が明示的に「死の不安」に怯えることはない。しかし、自らの死が近いことを知った患者は、その不安を直接医療スタッフにぶつけてくる。例えば、日本の緩和ケア病棟でフィールドワークを行った文化人類学者の松岡秀明は、看護師が直面する代表的な困難として、患者の死期や患者の死後の家族に関する個別具体的な問いに加え、「人間は死んだらどこへ行くのか」といった死に関する抽象的な問いが投げかけられることを指摘している（松岡 2012：183）。これは「患者に悪い情報が伝わらないように振る舞う」という医療環境において医療スタッフが経験する困難とは明らかに質が異なる。

実際、こうした状況の変化に対応するように、一九八〇年代以降の死にゆく過程に関する研究においては、医療スタッフの感情的な巻き込まれに着目した研究が進展するとともに、[32]新たな研究テーマとして、死にゆく人々自身の経験が注目されるようになってきた。その一例として、死にゆく人々の関心とその文化的背景との関連を包括的に明らかにしようとした社会学者アラン・ケレハーの著作や、死にゆく過程における西洋的自我の変容を描き出そうとした社会人類学者ジュリア・ロートンの著作を挙げることができる（Kellehear 1990; Lawton 2000）。これらはいずれも、すでに患者自身が自らの死にゆく過程を認知する状況が一般化しつつあることを前提としているという点で、ポストオープン認識下での問題圏を検討しているものである。[33]

国内の研究動向

では国内では、こうした課題はどのように研究されてきたのだろうか。実は残念ながら、国内においては、ポストオープン認識下での死にゆく過程をめぐる研究はほとんど蓄積されていない。というよりも、そもそも「死にゆく過程」の研究自体がほとんど存在していないと言っていい。[34]確かに、二〇〇〇年代以降、「死の社会学」を標榜する一連の研究が日本でも蓄積されるようになってきており、二〇一二年の『社会学評論』には、この分野の総説も掲載されている[35]（株本 2012）。しかし、死の社会学的研究の内容は、理論的なものを別にすれば、むしろ古典的な研究分野である悲嘆研究や葬送儀礼の研究に偏っており、医療現場における「死にゆく過程」の経験的研究は皆無に等しい。

実際、日本において、主導的に死の問題を研究してきた副田義也のグループは、主に交通事故遺児と阪神淡路大震災の被災者という二つの集団の喪失体験に焦点をあてて研究を進めてきた（副田編 2001；樽川編 2007）。これらは国内において、死を正面から扱った実証研究のなかでは、もっとも研究蓄積のあるテーマであるが、その焦点は死にゆく過程ではなく、死別後の悲嘆にある。[36] 同様に、「葬送の自由をすすめる会」等の新たな葬送儀礼の登場や墓地の変化に着目して、現代人の死生観や家族観をあぶりだそうとする試みも、基本的には「死後」の問題を扱ったものである。[37]

もちろん悲嘆や葬送儀礼の研究は、今現在でも死の社会学の中心的なテーマの一つであり、その重要性は否定すべくもない。しかしながら、これらの研究は基本的には「遺族」の視点に立つものであり、その焦点は「死後」にある。すなわち、国内の研究においては「死にゆく過程を生きる」当事者の視点はほとんど無視されてきたと言っていい。実際、ホスピス・緩和ケアに関する日本の社会学者による研究でさえ、総論的なものを除けば、その多くは歴史や制度を検討したものに留まる[38]（株本 2000, 2001；大出編 2012 など）。もっともこの背景には、そもそも日本において医療社会学自体が未成熟であり、医療現場でのフィールドワークが近年まで難しかったという事情もある。[39]

しかし近年では、医療社会学への関心の高まりとともに、国内の医療現場でのフィールドワークに基づく研究成果も散見されるようになっており、看取りの現場に踏み込んだ研究成果も少しずつであるが公表されるようになってきた。[40] また、第2章で詳述するように、二〇〇〇年代に日本においてがん告知の問題が大きく転換し、「ポストオープン認識」下の相互行為が広がっていったという時代背景もある。この意味では、国内においては、最近になって初めて「自らの死を意識して生きること」への接近が可能になったと見ることもできよう。

「死にゆく過程」へのアプローチ

そこで本書では、主に「終末期がん患者の語り」に依拠しながら、現代的な「死にゆく過程」において立ち現れる「生き方の問題」を順次分析していくことにしたい。そのアプローチの特徴としては、主に以下の三点を挙げることができる。第一に本書では、ポストオープン認識下にある現状をふまえ、主に患者の体験に照準して「死にゆく過程」への接近を試みる。この点で、これまでに国内で公表されている死にゆく過程研究は、ケア提供者に対するアプローチに依拠しており、必ずしも当事者の視点から「死にゆく過程」を分析することに成功していない。しかし先述したように、ポストオープン認識下においては、むしろ当事者の視点が重要な意味を持つようになっており、ケア提供者の視点にのみ依拠した研究には限界がある。

第二に、本書で使用する主なデータは、一九九〇年代から日本でも普及してきた施設ホスピスではなく、在宅緩和ケアの現場でのフィールドワークに基づく。この点に関していえば、国内外を見てもほとんどの「死にゆく過程」に関する研究が施設でのフィールドワークに基づくものであり、在宅からの報告は十分ではない。しかし今後の緩和ケアの進展を考えた場合には、在宅を念頭においた研究が重要であることはいうまでもないうえ、「生き方の問題」がより先鋭化する場としても、在宅というフィールドは重要である。

第三に、本書でのデータは定量的なものと定性的なものの両方を積極的に利用し、可能なかぎり当事者の視点に多元的に迫ることを目指す。具体的にいえば、本書のもとになった研究プロジェクトとしては以下の三つのものがある。それは（1）緩和ケア病棟で活動する医療者・ボランティアへのインタビュー調査・参与観察、（2）在宅緩和ケアを利用している患者へのインタビュー調査、（3）在宅緩和ケア遺族に対する質問紙調査である。このうち、本書で依拠しているものは、主に（2）の患者調査であり、（1）はその背景として言及するに留め、その詳細な内容については「補論」としてとりまとめている。また、（3）の遺族調査は、家族の視点に迫るためのものではなく、あくまでも本人へのアプローチが困難になる臨死期の体験を捉えるために実施したものである。

本書の構成

最後に本書の構成を示しておく。本書は以下の六章と二つの補論からなる。

第1章では、欧米と日本のホスピス運動の歴史を振り返りつつ、現在のホスピス・緩和ケアの意義と課題を明らかにすることを試みる。特に本書で着目するのは、ホスピス・緩和ケアには医療者が患者を「良い死」へと誘導する危険性が内在しており、これをいかにして防ぎうるか、という論点である。

第2章からは、前章の議論をふまえつつ、「死にゆく過程」そのものへの接近を、三つの時期に焦点化して試みる。第2章のテーマは「告知」である。とりわけ近年では病名や病状のみならず、予後についても告知の範囲が拡大しており、患者にとっては「死にゆく過程」の出発点にあたるのがこの「告知」の体験である。ここでは具体的には三人の患者の体験を取り上げ、「告知」を受ける側の視点から現在の実践の問題点を描き出す。

続く第3章と第4章は、一人の患者の経験に焦点を絞り、告知以降の「死にゆく過程」を重層的に描き出すことを試みる。第3章は、この患者の生活史を詳細に記述・分析することを通じて、「死にゆく過程」が均一で矛盾のないものではなく、多元的なものであることを明らかにする。これに対して第4章は、現在のホスピス・緩和ケアにおいても注目されつつある「後に遺すこと」「受け継いでもらうこと」というテーマについて、この患者の体験に即して取り上げる。

最後に、第5章では、「死にゆく過程」の最後のプロセスで生じる「死の近さを感じさせる体験」に光を当てる。具体的には、遺族に対する質問紙調査の結果をもとに、臨死期の患者がしばしば体験している、先に亡くなった親族や友人との再会という体験を取り上げる。

以上の議論を受けて、終章では「死にゆく過程の社会学」の課題と展望を示す。

なお、本書では「補論」として、緩和ケア病棟を中心とする従来の日本のホスピス・緩和ケアについて、著者が過去に執筆した二つの論考を一部修正のうえ掲載している。先述したように、これらの論考のもととなった調査は二〇〇〇年代初頭に実施したものであり、主に一九八〇年代からその時点までの日本のホスピス運動の社会的背景やホスピスボランティアの活動に焦点があたっている。本論の記述の中心が二〇〇〇年代以降の在宅緩和ケア普及を前提とした患者本人の体験にあるのに対し、補論ではそれ以前の緩和ケア病棟を中心とする医療者やボランティアの問題意識や実践を扱っている。そのため、補論を併せて読むことで、日本のホスピス・緩和ケアの全体像がより摑みやすくなると考えている（なお、補論はそれぞれの章を独立した章として読めるよう、完結した記述としており、一部記述には重複がある）。

それでは、さっそく本論に入っていくことにしよう。

第1章　「良い死」の実現――ホスピス・緩和ケアの可能性と困難

本章では、当事者の視点から見た「死にゆく過程」の分析に入るに先立ち、一九六〇年代以降の現代的な終末期ケアの発展について整理しておく。具体的には、イギリスで生まれた近代ホスピス運動がそれであり、この運動は多職種による包括的なケアを終末期患者とその家族に提供することで、「良い死」を迎えることができると主張した。この思想と実践は一九七〇年代に日本に輸入され、一九九〇年代以降には「緩和ケア病棟（palliative care unit, PCU）」という形で公的な医療保健制度に組み込まれるに至る。本章ではこの過程を改めて振り返り、そこから見えてくるケア実践に伴う課題を明らかにしたい。こうした作業を通じて、次章以下で患者の「生き方」という視点から死にゆく過程を捉えることとの実践的意義を示すことが本章の主な目的である。

具体的には、以下のような手順で議論を進めていくことにしたい。第1節では、まず議論の前提として、イギリスで始まった近代ホスピス運動の歴史と特徴を把握する。ここでは主にニッキー・ジェームスとデイヴィッド・フィールドの研究に依拠して、ホスピス運動の社会的背景とその理念的な特徴について明らかにする。

次に、この運動が日本に導入された経緯を振り返る（第2節）。ここでは、日本のホスピスが基本的には病院の一部として展開したことを批判的に検討し、特に医療者が特定の死に方をモデルとして患者に接することの危険性を指摘する。また、医療者による「良い死」への誘導という課題が、日本の施設ホスピスのみにあてはまるものではない点を確認し、二〇〇〇年代以降に施設ホスピスのオルタナティブとして登場した在宅ホスピスの意義と可能性を整理する（第3節、第4節）。特に本章では、個々の患者の「生の履歴」の尊重という視点が、医療者による「良い死」への誘導という課題を解決するうえで鍵となることを示す。

1　近代ホスピス運動の誕生

ホスピス運動とは何か

一般的には、近代ホスピス運動は、シシリー・ソンダース医師によってロンドンに聖クリストファー・ホスピスが作られた一九六七年に始まるとされている。もっとも、「ホスピス」という言葉自体はそれ以前から存在しており、中世ヨーロッパにおいては、主として負傷した旅行者にケアを提供する宗教的施設のことを指していた。その後一九世紀末になって、フランス、アイルランド、イギリスで、死にゆく人々のケアを行う施設を指して、この言葉が使われるようになったという[1]（Doyle and Barnard 2004＝2007）。ソンダースは、これら先行するキリスト教的ホスピスに学びつつも[2]、それを新たな視点から練り上げることによって、こんにちのホスピス・緩和ケアの基盤を作り出した。

とりわけ、それ以前のホスピスと比較した場合、ソンダースの試みは、（1）痛みの治療のために近代医学を積極的に導入した点と、（2）終末期患者のためのホスピスについて社会に広く知らせた点が特徴的であった（円山 1991）。実際、聖クリストファー・ホスピスは、優れたホスピスケアを実践するだけではなく、それを支える研究・教育機関でもあり、さらには広報機関としての役割をも担ってきた。その結果、一九八〇年代以降、イギリスとアメリカを中心に、ホスピス・緩和ケアの思想と実践は急速に普及していくことになる。

ホスピス運動の社会的背景

では、なぜ一九六〇年代のイギリスにおいて、ホスピス運動は生まれたのだろうか。社会学者のジェームスとフィールドは、その背景としておおよそ次の三点を指摘している（James and Field 1992: 1363–5）。第一は、人口構造と疾病構造の変化である。イギリスでは一九六〇年に平均寿命が六五歳を超え、急性または感染症の疾患による死亡は減少した。その結果、六五歳以下の死は稀なものとなり、多くの人が長期にわたる機能の喪失や様々な苦痛を伴う慢性疾患を患い、最終的には病院で亡くなるようになった。

第二は、ヘルスケアに関する国民の意識の変化である。イギリスでは第二次世界大戦後、公的な医療制度である国民保健サービス（National Health Service, ＮＨＳ）が成立し、医療を受けることが国民の権利として確立した。同時に、抗生物質や救命外科手術といった医療上の革新によって、人々の医療に対する期待はますます高まっていった。一九六〇年代の生活水準の向上は、こうした傾向に拍車をかけ、やがてあらゆる病気が駆逐されるかもしれないという期待感が醸成された。この期待感は、先に見た長引く死の過程と相まって、看取りの問題が医療化される素地を形成した。

第三に、医療そのものの質的な変容である。戦後のイギリスでは、病院は急速に近代化し、ヘルスケアを提供するだけではなく、医学研究を行い、最新の医療技術を開発する巨大センターへと変貌していった。その結果、医療の対象は、病い（illness）を患う人ではなく、むしろその人の疾病（disease）へと狭く焦点化されていくことになる。同時に、予防医学が発展し、病気の人のみならず、健康な人も医療の対象へと組み込まれるようになった。これに対しては、一方では過度の「医療化」に対する批判が起こるとともに、他方では、一般の人々のあいだで、人工呼吸器の停止や脳死・臓器移植など、先端医療の倫理的問題についての不安が引き起こされた。この不安は、先に見た期待感の裏返しであり、ここに「医療化された死」を医療がうまく扱えない、という事態が到来したのである。

「尊厳ある死」をめぐる二つの社会運動

ところで、イギリス社会の文脈に即して見た場合、こうした事態が表面化した一つの契機としては、一九六〇年代初頭に公刊されたピーター・タウンゼントやハロルド・シェルドンの報告書の存在を指摘することができる（James and Field 1992: 1364）。彼らの報告書は、高齢者や終末期患者などの治癒や回復が困難な患者に対して、質の低いケアしか提供されていないという事実を明らかにした。これに対して、ホスピス運動はその「一つの応答」として発展していったのである。さらにいえば、この問題に対する「もう一つの応答」として同時期に発展したのが安楽死運動である。実際、イギリスの自発的安楽死協会（Voluntary Euthanasia Society, VES）は、すでに一九三五年に設立されていたものの、急速な成長をとげることになるのは一九七〇年代以降のことである。これ以降、ホスピス運動と安楽死運動のリーダーたちは、「尊厳ある死」とは何か、をめぐって、公式・非公式な場で激しい議論を戦わせていくことになる（James 1996）。

というのも、この二つの運動は、ともに終末期患者が十分なケアを受けていない現状を批判し、より人間らしい死に方を実現することを目指したが、その解決法は大きく異なっていたからである。いうまでもなく、安楽死運動の目標は、自分が終末期状態になって「もはや生きていても意味がない」と思うようになったときに、自ら死を選べるように、死の自己決定権を確立することである。これはいわば、自ら死を選ぶことを通じて、尊厳の感じられない状態をコントロールしようとする試みである。これに対してホスピス運動は、そもそも安楽死のように、死にゆく過程に人為的に介入することに対しては否定的であり、できるかぎり自然の経過に委ねるべきだと主張した。ジェームスとフィールドは以下のように両者の違いを説明している。

自発的安楽死協会とホスピスは、根本的には尊厳ある死を実現することに関して共通の関心がある。自発的安楽死協会の解決法は、自らの死に関する個人のコントロールを拡大しようとするのに対して、ホスピスの解決法は、安楽死の要求を未然に防ぐようなコミュニティの対応を成長させることにある。（James and Field 1992：1365）

すなわち、ホスピス運動が目指したのは、死を実現することではなく、むしろ死を望む患者が「生きたい」と思えるような「コミュニティ」をその周りに作り出すことであった。この点で、安楽死運動とホスピス運動は、同じ課題に対して、異なる回答を用意したものだと見ることができる。実際、ソンダースは、死を望む患者にとって必要なのは適切なケアであって安楽死ではない、と強く主張し、一貫して安楽死の法制化に反対している（Saunders 2002）。

いずれにせよ、終末期患者に対して貧困なケアしか提供されていないという現実は、一九七〇年代以降にホスピス運動が発展していくための素地となった。というのも、ホスピス運動は、終末期患者とその家族に対して、多職種チームによる全人的なケア（total care）を提供し、人間らしい死に方を実現することを約束したからである。それは同時に、それまでに比べて長引くようになった死の過程への不安と、医療の過度の科学化と医師への権力の集中に対する不満を解消してくれるような、新しいヴィジョンを提示していたのである。

「全人的痛み」の発見

それでは、ホスピスケアは具体的にはどのような方法によって、人間らしい死に方を実現しようとしたのだろうか。ここではその手がかりとして、ホスピス・緩和ケアにおける「全人的痛み（total pain）」という概念を取り上げてみたい(3)。

そもそも、看護師・ソーシャルワーカーであったソンダースが三〇代半ばで医師を志した理由は、当時、末期がん患者の痛みの治療がまったく進んでいなかったことにあった。そこでソンダースは研究を重ね、モルヒネ等の鎮痛薬の定期的経口投与によって、末期のがん患者の身体的な痛みをコントロールする方法を確立したのである。しかしその一方で、彼女が明らかにしたのは、仮にがん患者の身体的な痛みがうまくコントロールされたとしても、身体面以外の心理面や社会面の痛みは残ること、さらにはこうした痛みが相互に影響しあって「一つの痛み」として患者には経験されていることであった。以下のような患者の経験は、こうした複合的な因子が影響する「一つの痛み」の存在を端的に示している。

その痛みは最初は背中だったわ。でも今は私の全体が何か間違っているような感じがするの（it seems as if all of me is wrong）。お薬や注射をしてくれって泣くようになったけど、でも、私がそんなことするのは許されないんだっていうこともわかってるの。まるで世界全体が私の敵になって、私のことなんて誰もわかってくれないんだって感じるようになったの。夫も息子たちもとっても良くしてく

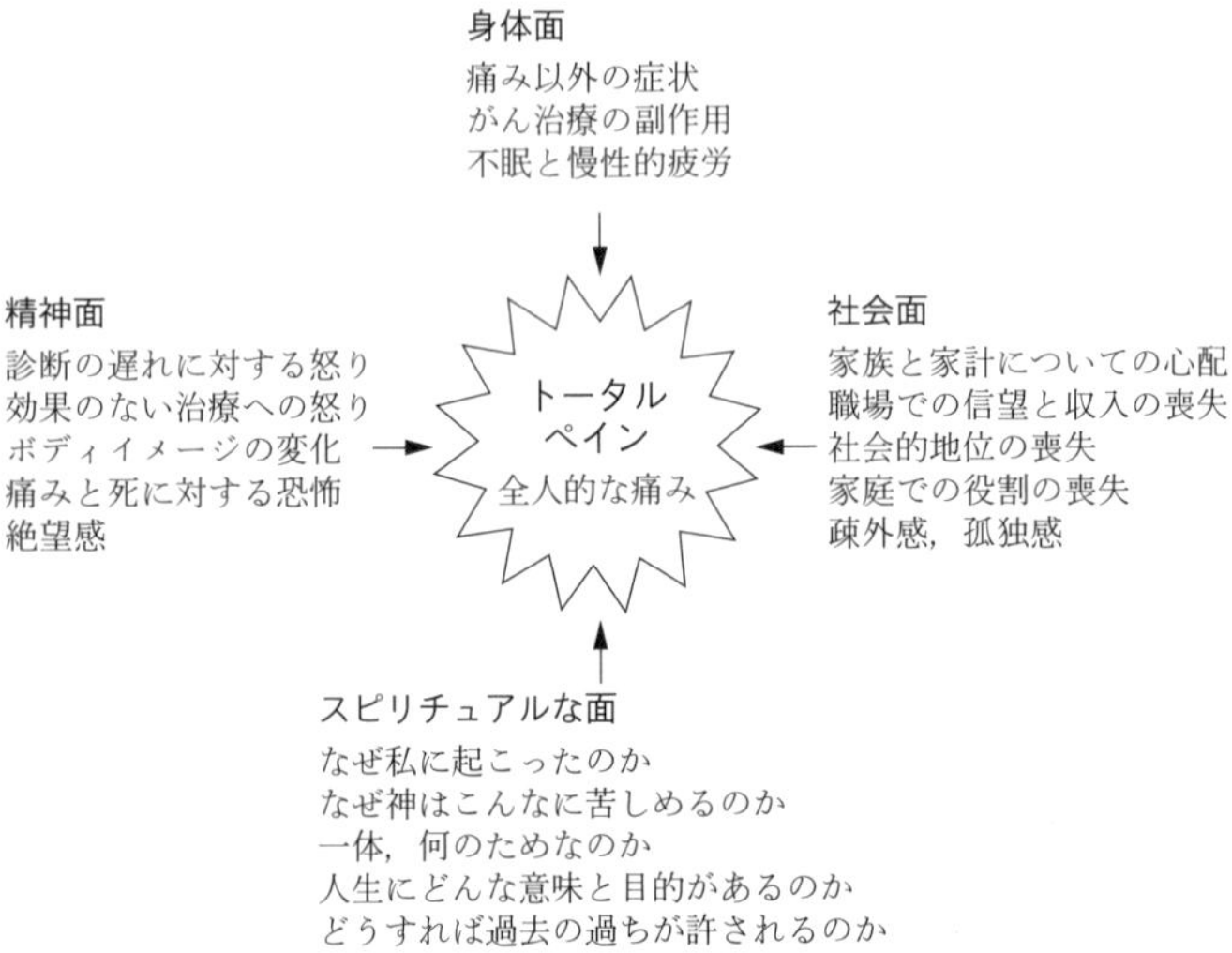

出典）Twycross et al. 2009＝2010：14

図1－1　痛みを構成する4つの因子

れるわ。でも、私のために仕事を休まなければならないし、お金も無くなっていくわ。もう一度、これでもいいんだって思えたら、すばらしいんだけど。(du Boulay 1984：174–5＝1989：235)

この患者の痛みは、確かに「背中の痛み」という身体的痛みから始まっているが、それは明らかに他の次元の「痛み」と相互に絡み合っている。夫や息子たちの休職による収入の減少を懸念することは社会面での痛みであろうし、自分のことを誰もわかってくれないという訴えは心理面での痛みとも解釈できる。何よりも重要なことは、複雑な要因が影響しているにもかかわらず、患者にはこれが「私の全体が何か間違っている」という「一つの痛み」として経験されていることである。ソンダースはこれを「全人的痛み」と名づけ、それに対応するためにはホスピスは全人的なケアを提供しなければならない、と主張したのである（図1-1）。

これは、ホスピス・緩和ケアがチームケアを重視することにつながっていく。というのも、終末期患者の痛みが人間のあらゆる局面と関係しているとすれば、様々な分野の専門家やボランティアがチームを組んで、それに対応しなければならないからである。また同時に、患者のみならず家族をもケアの対象とするというホスピス・緩和ケアの視点も、この全人的痛みの概念と関わっている。

こうして、主として末期のがん患者が「生きたい」と思えるような環境づくりを目指して始まったホスピスケアは、やがてがんの末期にのみ限定されたものではなく、それ以前から提供されるべきものとして、その範囲を拡大していく。その象徴の一つが、世界保健機関（WHO）による緩和ケアの定義[4]の試みである。この定義において、WHOの専門委員会は、診断の時点から緩和ケアは提供され、がん治療と並行して行われるべきだという見解を提示した（WHO 1990＝1993）。

それではこうした新しいケアの思想と実践は、日本の終末期ケアの現場にはどのように導入され、発展していったのだろうか。次節では、日本におけるホスピス・緩和ケアの歴史と現状を見てみよう。

2　ホスピス・緩和ケアの日本的展開

日本のホスピス運動

ホスピス運動が日本に入ってきたのは一九七〇年代である。一九七七年には国内の終末期ケア研究の草分けである「死の臨床研究会」が結成され、一九八一年には静岡の浜松市に初の施設ホスピスが誕生した。日本のホスピス運動に関わった医療者たちの関心は様々であったが、少なくともその一つには、病気が治癒し社会復帰することを前提としている日本の病院システムにおいては、医療者は終末期患者とじっくりと向き合うことができない、という問題意識があった[5]。

例えば、序章でも取り上げた山崎章郎は、「病院で死ぬということ」の問題点の本質は、そもそも目的が違うシステムのなかで、異なるタイプの患者が同様に処遇されていることに起因すると考えていた。

たとえば一般病棟の医療システムは、死にゆく人々のためではなく、病気が治癒し、元気になって退院していける人や、病気は治らないにしても、少なくとも退院していける人たちのために整備されているのだ。そして入院している人たちのほとんどが、自分は治って社会復帰できるのだという前提で闘病している。彼らにとって入院という事態は、あくまでも一時的な仮の事態なのだと信じ込んでいるかのようだ。だからこそ、忙しい医療システムの中で機械的にとり扱われたり、慣れぬ検査におどおどして、こばかにされたりするなどの屈辱的な思いをしても、病気が治るまでのつかの間の辛抱さえすればいいのだ、とがまんもできるのだろう。

しかし治っていくのだろうと思って闘病している人たちの何割かは、自分の思いとは裏腹に、確実に死亡していくのが現実なのだ。……多くの悲惨な出来事は、そのような自分の病状を知らない患者が忙しい医療システムの中で闘病しているときに起こる。（山崎［1990］1996：107）

すなわち、本来医療者がじっくりと時間をかけて、患者・家族と向き合うことができるならば、病院であっても「深い交流」は生まれるはずだが、実際の医療現場にはそれだけの余裕がない。こうして、一般病棟での終末期ケアに「物理的限界」を感じた山崎は、そのオルタナティブとしてのホスピスへと向かうことになったのである。

「緩和ケア病棟」としての制度化

実は山崎の著書が出版された一九九〇年は、制度面でもホスピスが社会的に認知される重要な契機となる年であった。この年の診療報酬改定において、ホスピスは「緩和ケア病棟（ＰＣＵ）」という形で医療保険のなかに組み込まれたからである。これはすなわち、日本の公的なシステムにおいては、ホスピスが「病院の一部」として制度化されたことを意味する。[6] 実際、現在もっとも広く見られるのは、病院内のどこかの一病棟を緩和ケア病棟として使用するという「院内病棟型[7]」のホスピスである。これはその後二〇年の日本のホスピス・イメージの原型を形成することになる。

もちろん日本において、ホスピスが医療保険のなかで制度化されたことは、ホスピスの財源が安定的に供給されるという点では大きな前進であった。しかしその一方で、これは日本のホスピスに「病院中心、医師中心」という独特の特徴を与えることをも帰結した（Maruyama 1999）。実際、ナーシング・ホームに分類されるイギリスの施設ホスピスでも、在宅ケアを中心とするアメリカのホスピスでも、専門の看護師がケアチームの中心である。しかし、初期の日本のホスピス運動のリーダーの多くは病院勤務の医師であり、どちらかといえば、それまでの病院医療の延長線上でホスピスが捉えられていた。すなわち、先ほどの山崎の発言にひきつけて言うならば、ホスピスは、急性期ケアで忙しい一般病棟では提供が困難なケアを実現するための新たな「場所」として捉えられていたのである。

それゆえ、「ホスピスとは建物ではなく哲学である」というスローガンにもかかわらず、日本のホスピスは現実には「末期がん患者のための入院施設」に他ならず、市民によるホスピス運動の多くも、「緩和ケア病棟建設運動」というハード重視の形をとることになった（補論1）。こうした流れを受けて、一九九〇年代後半以降、緩和ケア病棟の数は急激に増加し、現在では全国に三三九の病棟が存在するまでに至っている（二〇一五年六月時点）。

「ホスピスらしさ」の呪縛

以上の流れのなかで、ホスピスの社会的認知は拡大していったが、その一方で日本ではホスピスが医療施設、それも特別な人のための「死に場所」として認知される傾向はいっそう強まった。なにしろ、同じ病院内部で一つ階を隔てた緩和ケア病棟に移ると、とたんに療養環境が良くなり、手厚いケアが受けられるのである。この落差が患者から見れば、「治療をあきらめたことへの代償」と映ってもおかしくない。しかも、多くの施設が病棟の個室に差額ベッド代を設定しているため、お金のかかる「特別な場所」という印象はますます強まる。その結果、患者はホスピスに対して、どこかよそよそしい場所というイメージを抱きがちになった。

もちろん、現在ではこうしたイメージを払拭し、積極的治療と緩和ケアとを連続的に見る視点の重要性や、在宅ケアのバックベッドとしての緩和ケア病棟といった位置づけが強調されるようになってきている（坂井 2007）。しかし、これまで二〇年かけて日本社会のなかで形成されてきた「看取りのための入院病棟」（志真 2004：7）というホスピスのイメージは、そう簡単に変化するものではない。

加えて、施設ベースでホスピスが定着していったことは、患者・家族だけではなく、そこで働く医療スタッフの側にも独特な意識を持たせることになった。この点に関連して、神戸のあるホスピスを丁寧に取材したジャーナリストの野木裕子は、ホスピスの医療スタッフが、患者に対して、常識的な家族規範を要求しがちなことに加え、ホスピスの理解度に即して患者・家族を選別しがちなことに警鐘を鳴らしている。

私は以前から緩和ケア病棟のスタッフと話していて、「この人達はホスピス医療を意識的に捉えている、いわゆる〈意識の高い人達〉に来て欲しいのではないか」という印象を持つことがあった。話の中に、時たま「ホスピスをきちんと理解しておられない患者さんの場合」とか、「ご家族の意識が低い場合」などの言葉が混じるのだ。むろん、「困る」というニュアンスである。（野木 2000：207–8）

野木は続けて、スタッフが必ず入院時に患者・家族に「ホスピス理解の程度」を確認するという現在の慣行に疑問を投げかける。もちろん、ホスピスで行われる医療をまったく理解しないままに入院することで、本人や家族がかえって苦しい思いをすることもあるだろう。また初期のホスピスが告知しないままの入院を幅広く認めていたために、一部の論者から厳しく批判されてきた、という背景もある。しかしながら、野木がいうように、そもそも「ひとに対して「何何の理解」を聞くのは、非常に無礼なこと」ではないだろうか（野木 2000：208）。

この発想の行きつく先は、患者・家族の個別のニーズへの対応ではなく、ホスピス・緩和ケアの側が理想とする「死にゆく過程」への患者・家族の誘導である。野木によれば、それはすでにホスピスのスタッフの「ホスピス患者らしさ」の追求という形で顕在化しているという。具体的にいえば、「自分の病状をよく知り、目的意識を持ってホスピス病棟に入り、やるべきこと（やろうと考えたこと）をやり終え、きっちりと人生を締めくくる患者」を模範とする姿勢がそれである（野木 2000：210）。ホスピスという特殊な環境で働くうちに、スタッフの多くがこうした死にゆく過程に関するロール・モデルを内面化するようになれば、そこは確かにいささか「息苦しい」空間となる。

ただし、ここで野木が指摘している問題点は、なにも日本の施設ホスピスに固有のものではない。むしろこれは多かれ少なかれ、現在のホスピスケアが不可避的に有している課題として理解したほうが適切である。特に日本の場合、医療者が主導権を握りやすい病院という場でホスピス・緩和ケアが発展したがゆえに、それがいっそう顕著になったと見たほうがよい。そこで次節では、この点についてさらに掘り下げて検討してみたい。

3　誰のための「良い死」か

制度化の帰結

まず指摘しておきたいのは、前節で見たような日本の緩和ケア病棟が有している課題は、ホスピス運動の「成功」に起因しているという点である。すなわち、イギリスであろうが日本であろうが、ホスピス運動の初期の担い手たちは新たなヴィジョンを実現すべく、既存の医療に対する批判的な立場から自分たちのケア実践を生み出していった。しかし、ホスピス運動が社会的に成功し、その重要性が認められるようになると、こうした過去は次第に忘れられてしまう。それはすでに確立された領域となり、ある種の既得権益が生まれるとともに、既成の医療や制度との妥協を余儀なくされる。その結果、当初は現状の医療に対するラディカルな異議申し立てとなっていた部分も、通常の医療の一部として収まるように変容せざるを得ない。

実際、イギリスでソンダースがホスピス運動を開始した時点では、ホスピスケアはあくまでも公的な医療ケアの外部で慈善によって提供されるケアであった。しかし現在ではホスピスケアは公的な医療の一部となり、それによって主流の医療からも影響を受けるようになっている。例えば、初期のホスピスには確立した権威や組織は存在しなかったが、一九九一年の全国ホスピス協会（National Hospice Council）の設立とともに、やがてホスピスケアの定義や基準が設定されるようになっていった（James and Field 1992: 1369）。さらに、全国的にホスピスケアの質を均一かつ効率的なものにするための監査が開始されると、監査基準は測定しやすいハード面に集中していくようになった。ジェームスとフィールドはこうした一連の過程をホスピスの「ルーティン化・官僚制化」と呼び、ホスピスの制度化に伴う避けられない帰結であると指摘している。

とりわけ、当初から「病院の一部」としてホスピスが制度化された日本では、ルーティン化・官僚制化の進展はより急速なものであった。一九九〇年代後半から緩和ケア病棟が急速に増加し始めて以降は、初期の担い手が掲げていたケアの理念よりも、病院経営上の問題から緩和ケア病棟を位置づけるという視点が強化されていったからである。例えばこの点について、二〇〇〇年代半ばになって、山崎は以下のように指摘している。


……病院の経営上の枠組みの一部に組み込まれたがゆえに、病院全体の運営に左右されてしまうんです。だからわれわれが当初あるべきホスピスケアを目指して取り組んできたときよりも、人員は減らされていますし、病棟にノルマが課されてきています。現場では、よりよいケアをしたいという思いと、人員減少によるハードな労働の狭間で、みんな悩んでいます。日本全体でいえば、〝緩和ケアという名前のついた病棟化〟としての流れは、もう阻止することは困難だとおもいます。(山崎・米沢 2006：46-7)

こうした病院経営上の視点の広がりは、まずもってどのようなケアをしたいのかという問題よりも、評価や認定のための基準を満たすという外形的な目標達成へと医療スタッフを駆り立てることになる。例えば、ホスピスケアにおいてボランティアはチームの一員であり、独自の役割を担う、と考えられている(補論2)。実際、あるホスピスではそもそも病院建設の時点からボランティア候補の一般市民を巻き込み、専任のコーディネーターを雇用して、ボランティアに一定の裁量権を持たせるような活動を行っている。しかしその一方で、後発の緩和ケア病棟では、むしろ緩和ケア病棟を作るためにボランティアを集めるといった、一種倒錯した試みがなされるようになる。そこでは自分たちの目指すケアにおいて、このような理由によりボランティアが必要不可欠である、という意識ではなく、「緩和ケア病棟だから、ボランティアがいないといけない」という、枠組みありきの発想によって、ケアがマネージメントされていくことになる。そうなってくると、もはや「何のためにボランティアが必要なのか」という当初の問いは忘却されてしまい、すでに決められた枠組みに適合するためだけにボランティアが導入されることになってしまう。こうしてホスピス・緩和ケアの成功がもたらした「ルーティン化・官僚制化」によって、すでにある枠組みが自明視されるようになり、初期の理念は希薄化していくことになる(8)。

「良い死」から「穏やかな死」へ

なかでもとりわけ問題になってきたのは、この過程において、野木が批判的に記述した、医療者による「良い死」への誘導という事態が生じてきた点である。ジェームスとフィールドは以下のように指摘する。

> 初期ホスピスの「良い死(good death)」という目標は、次第にホスピスで働く人々のなかで「尊厳ある死(death with dignity)」として理解されるようになったり、さらに近年では「穏やかな死(peaceful death)」として解釈されるようになったりしている。ここで私たちが気づくのは、ホスピスケアに関わる人々の思考が、「良い」という多義的な概念から、「穏やかな」というある規定されたタイプの死へと変化したことである。(James and Field 1992: 1367　強調は引用者)

すなわち、もともとその患者にとっての「良さ」を包含するものとして認識されていた「良い死」という目標は、ホスピスの制度化に伴い、いつの間にか特定の「良さ」へと収斂するようになっていったのである。

これに関連して、より広い視点からこの問題を指摘しているのが、イギリスの社会学者トニー・ウォルターである。彼によれば、そもそもホスピス運動の背景にある現代的な死の取り扱い方には、二つの異なる志向性が混在しているという（Walter 1994）。それは、医療者などの専門家が、それとなく「良い死」の実現へと患者とその家族を導くという「洗練された管理システム」による死と、何が「良い死」であるかを決定するのは患者・家族であり、専門家はその実現を手伝うだけであるという患者中心の死である。ウォルターは前者の洗練された管理システムを「後期近代の流れ（late modern strand）」と名づけ[9]、その特徴を以下のように指摘している。

後期近代の流れには、医学的知識による管理に代えて、心理学的知識による管理が導入されている。今や死は管理されるものになった。なぜなら、専門家は死にゆく人々が経験する段階を知悉しており、彼らが心の平安と死の受容に至るよう手助けすることができるからだ。……これらすべては、知識と技術による、より洗練された形態の人間と死の管理を意味している。（Walter 1994：39-40）

すなわち、彼によれば後期近代の流れに基づくホスピスケアは、従来の近代医学へのオルタナティブとして、カウンセリング的な手法を導入しているものの、その本質は専門家による良い死への誘導という点にあり、その意味では結局のところは専門家の権力の拡大をもたらすだけなのである。ウォルターは、死別ケアの文脈でこのモデルを自ら適用し、専門家による悲嘆カウンセリングを前者の例として、自助グループによる支え合いを後者の例として挙げている（Walter 1999）。

もちろん現実にはこの両者はそれほど明確に区別できるものではなく、両者が混在した形でケアの現場は動いている。しかし、ホスピスケアの大まかな方向性を捉えるうえでは、ウォルターの見取り図は今なお有効である。結局のところ、洗練された管理システムの流れが強まっていけば、死にゆく過程で主導権を握るのはあくまでも専門家の側であり、専門家が「良い死」と規定する方向へとそれとなく患者を誘導することが是認されることになる。先に見た医療スタッフによる「ホスピス患者らしさ」の追求もこれと同一線上にある。

しかも、こうした「誘導」は医療スタッフが意識的に行うものではないため、内部の人間は、ホスピスで何か特殊なことを行っている、という意識を持ちにくい。実際、著者がインタビューしたある医療者は、ホスピスを去ってから初めて、そこが「死に向かってあまりにも張りつめた緊張感」に満ちた「特殊な世界」であったことに気がついたという(10)。

それではウォルターのいう二つの志向性のうち、「患者中心の死」を実現する方向を強化することはどのようにして可能となるのだろうか。この点については、本書では特に第3章において、「生の多元性」という観点から具体的に考察するつもりだが、それに先立ち、以下では前提となる議論を整理しておきたい。具体的には、「患者中心の死」を実現するオルタナティブな実践として、二〇〇〇年代以降に日本で注目されてきた在宅ホスピスについて簡単に整理したうえで、ケアが提供される場所を問わずに「患者中心の死」を実現しうる要素についてまとめておく。

4 在宅緩和ケアの可能性

施設から地域へ

実は日本においても、ここ一〇年の間に上記のような「看取りのための入院施設」という枠を超えて、地域でのホスピス・緩和ケアの提供を実現するような取り組みが進められている。具体的には、住み慣れた自宅での看取りをサポートする在宅ホスピスケア（在宅緩和ケア）や、在宅ケアの支援を行うデイホスピスなどの試みがこれにあたる。それに伴い、先述したように緩和ケア病棟の位置づけも、在宅ケアのバックベッドとしての機能にシフトしつつある。二〇〇五年に、山崎がそれまで長く勤務してきた緩和ケア病棟を去り、在宅ケアの方向に大きく舵を切ったことはその一つの象徴である（山崎・米沢 2006）。

実際、政策的課題としても、二〇〇〇年代以降はむしろ在宅での看取りの推進にいっそうの力が入れられている。それを象徴する制度の一つが、二〇〇六年の医療法改正以降に導入された「在宅療養支援診療所」という仕組みである。在宅療養支援診療所には、病院や訪問看護ステーション等と連携しつつ、二四時間の往診や看護等を提供する体制を構築することが期待されている。これらの政策には、医療経済的な観点からの医療費削減という意図もあるものの、その一方で、日本のホスピス・緩和ケアが「看取りのための入院施設」で提供されるケアへと切り詰められていったことへの反省という文脈も無視できない。

在宅ホスピスの「魔力」

では、なぜ在宅なのだろうか。言い換えれば、施設に比べ、在宅での看取りはどういう点で優れているのだろうか。この点で参考になるのは、日本の在宅ホスピスケアの草分けの一人である川越厚医師の指摘である（川越 1992）。彼は、おおまかに次の三点から在宅ケアの魅力を説明している。

第一は、在宅ケアの場合、患者・家族が意思決定の中心となり、自分が主人公となることができることである。確かに優れた施設は、様々な設備という点では、自宅よりも好都合なところがあるかもしれない。しかしその一方で病院等の施設においては、どこまでいっても、患者や利用者は「ゲスト」であって、「ホスト」にはなれない。この点、自宅であれば、誰に気兼ねすることなく、自分の生活を楽しむことができ、自然と患者・家族中心の意思決定を進めることができるという。

第二は、日常性が維持されることによる患者のＱＯＬの向上である。入院患者にとってつらいことの一つは、普段の役割を剝ぎ取られて、「かけがえのない私」ではなく、「入院患者のなかの一人」として一定期間を過ごさなければならないことにある。もちろん、これは入院期間が限定されている場合は、少しの間の我慢と思ってやり過ごすことができよう。しかし、それがもし残された生が限られており、一日一日を大切に過ごしたいと願う場合にはどうであろうか。この点、自宅に帰ることによって、人間は「病人」以外の役割にも自然と目が向くようになる。

例えば、ある女性は、ほとんど身体が動かない状態で家に帰ったが、家に帰ったとたんに自分の役割を取り戻し、みるみるうちに元気になったという。たとえ身体が動かなくとも、家にいれば母親や妻という役割をまっとうすることができる。娘たちには口で料理のやり方を教え、ヘルパーさんに指示を出して掃除をしてもらうこともできる。病院にいたときは、もっぱら病気や死のことばかりを考えていたが、家に帰って普通の生活に戻ったとたん、生きることに目が向くようになったという。この事例は、まさに日常性の回復が患者のＱＯＬの向上に直結することを端的に示している。

第三は、看取る側への影響である。川越らの経験によれば、在宅でしっかりとケアに関わることができた家族は、死別後の回復が早く、後悔も少ないという。加えて、在宅で両親や祖父母が亡くなる場合には、自分の子どもや孫に与える教育的側面が大きいという。子どもたちは、肉親の死を身近に体験することによって、自然な形で生と死の意味を考えるようになる。これは同時に、看取られる側にとっても、看取る側に何かを「遺す」ことができるという点で、大きな慰めとなるだろう。

「生の履歴」からの触発

こうしてみると、確かに在宅ホスピスケアには、ウォルターが指摘するような「患者中心の死」を実現するために有利な要素がそろっている。とりわけ、在宅という環境では、患者が「ホスト」なのだから、自然と患者中心の意思決定を進めることができる、という点は大きな利点であろう。また、それまでの患者の日常生活が可能なかぎり維持されることでもたらされるＱＯＬの向上、看取る側の家族がしっかりと関わることができることでもたらされる満足感も重要な意味を持っている。

ここでは、こうした在宅ホスピスの有する利点に通底する特徴を、哲学者の竹之内裕文に倣って、在宅という空間の喚起する「生の履歴」によるものと捉えておきたい。竹之内は、哲学者の桑子敏雄の「空間の履歴」に関する議論に依拠しながら、在宅がどうして豊かなケア空間となりうるのかについて、次のように述べている。

> 自宅という「空間」は、多彩な人間関係が織り成される生活の拠点として、家族はもとより、地域コミュニティの歴史の痕跡をとどめている。そしてその「空間の履歴」を介して、患者とその家族は、互いの「生の履歴」を共有している。これに応じて両者のケア関係は、相互性のみならず、歴史性をおびたものとなる。自宅を拠点とした地域の「空間」において、現在の「生」は、固有な背景と履歴という奥行きをもって立ち現われるのである。
>
> そこでは、基本的に外部者である医療関係者さえも、その空間の「履歴」に触発されるかたちで、固有の履歴をもった者（患者Aではなく）として、おのずと患者に接することになる。（竹之内 2007：99）

ここで重要なのは、自宅という空間がその人固有の人生についての豊かな情報を蓄えているがゆえに、歴史性に目を向けさせることになる、という指摘である。医療者が患者に関わるのは、病気を発症して以降の限られた時期である。それゆえに、通常はその人を時間の流れから切り離された一断面で捉えることになる。これに対して、在宅という環境では、その人が過去からの流れのなかで現在を生きていることに気を配ろうとする視点が強化されやすい。この点で、そもそも病院という空間は、その人が病気以前に生きてきた歴史を忘却させがちな構造を有しているのである。

このことは、ホスピス・緩和ケアに従事する医療者のあいだでも、例えば、患者の「個人史」の尊重といった表現で議論されている。この点に関連して、序章で取り上げた岡部医師の事例を再度振り返っておきたい（岡部ほか 2009）。具体的にいえば、岡部医師が病院での看取りに疑問を抱くきっかけとなった慢性呼吸不全の患者の事例である。この患者は、一時期は医師の勧めに従って人工呼吸器による治療を受け入れていたが、あるとき、強い調子で一切の治療を中止するように迫ってきた。彼がその理由として挙げたのは、自分の結核がシベリア抑留時代以来のものであり、その時代にほとんどの友人を亡くしていること、あの世に行かなければその友人たちとは再会できない、ということだった。

もちろん、この言葉をどう解釈するかは状況によって多様でありうるし、そうした吟味なしにどうすべきか、などということは軽々しくは言えない。しかし、どのような対応をとるにせよ、この患者にとって、戦争体験が死生観に決定的影響を与えており、それが医療上の意思決定と結びついていることは確かである。岡部医師が彼との出会いを通じて、「患者と向き合う際に、当人の生の歩み、個人史がどれほど重要な位置を占めるか」を学んだというのは、そのためである（岡部ほか 2009：19）。

5　施設と在宅の二分法を超えて

以上ここまで、本章では日本と欧米におけるホスピス・緩和ケアの歴史を振り返りながら、すでに世界各国において制度化されている時点で立ち現れている課題を振り返ってきた。特に後半では日本の施設ホスピスを取り上げて、そこに見られる医療者による望ましい死への誘導という問題点を批判的に検討してきた。

しかしもちろん、そのオルタナティブとして発展してきた在宅ケアもまた万能ではない。いうまでもなく、患者の側からすれば、自分の容態や人生の都合にあわせて、在宅と施設を自由に選択できる状況がもっとも望ましい。現在在宅ケアを受けている患者・家族のなかには、自ら望んで、というよりも病院から追い出されるようにして仕方なく選んだ、という人たちも少なくない。それゆえ、在宅緩和ケアを選択肢の一つとして確立するとともに、どこにいても質の高い緩和ケアが受けられるようなネットワークを地域社会の実情に応じて作り上げていく必要があるだろう。

加えて、在宅ケアを支える社会システムそれ自体の問題もある。それは、日本の社会福祉全般に関わる問題でもあるが、「家族頼み」の介護を前提としている点である。例えば、川越は家族がケアに参加することを「日本型在宅ホスピス」の条件だとしており、看取る家族がいない場合には在宅ホスピスは不可能だという（川越 1992）。もちろん、これは一般的な障害者や高齢者のケアとは異なり、がんの終末期は比較的期間が限定されており、家族だけでも乗り切れる場合があるということも影響している。とはいえ、川越自身も認めているように、こうした家族参加型を前提としているかぎり、多様な家族形態のケアや独居のケアは困難になってしまうだろう。この点において、日本の在宅ホスピスケアには、従来の在宅介護が直面してきた問題と同様の課題が残されている。

しかし本章で見てきたように、何よりも重要なことは、そもそも制度化したホスピス自体が、国の違いやケアの提供される場所の違いを超えて、専門家による「良い死」への誘導という問題点を潜在的に有しているという点である。逆にいえば、この問題点を意識化することなく、在宅ホスピスを推進していくと、たとえ在宅であっても、川越のいう「患者が「主」である」という場の構造は確保されなくなってしまう。実際、もし在宅の医療者が「死の専門家」として患者の死にゆく過程を一定の方向にコントロールしようとすれば、それは病室が自宅に置き換わっただけのことであり、主導権は患者側にはない。それは自宅の病院化という点で、よりいっそう死の医療化を推し進めるだけのことになりかねない。本章では、この志向性を意識化させる最良の装置として、患者の「生の履歴」からの触発が重要である点を示してきた。

では、患者の「生の履歴」は実際にはどのように医療上の意思決定と結びついているのだろうか。次章以降では、このことをより具体的に見ていくことにしたい。

第2章　未決の問いとしてのがん告知

第1章では、欧米と日本におけるホスピス・緩和ケアの歴史をたどりながらその課題として、医療者による「良い死」への誘導という論点があることを確認してきた。本章以降は、この点を念頭におきつつ、終末期を生きる患者の視点から、死にゆく過程のリアリティを描き出したい。本章では、まずその過程の始まりに位置する「告知」の問題を取り上げる。

序章において示したように、そもそも現代的な「死にゆく過程」は、本人に対する死を連想させる情報提供によって初めて成立する。逆にいえば、こうした情報が患者にいっさい与えられない場合、基本的には「治癒」を目指した医療行為が継続されることになり、この点で、QOLの維持・向上を目指すホスピス・緩和ケアが入り込む余地は相対的に小さい。そのため、日本でホスピスケアを推進してきた医療者のなかには、この問題を解決しないかぎり真のホスピスケアなどありえないと考える人々も少なくなかった[1]。実際、序章で紹介した『病院で死ぬということ』における「自分の死がまるで他人事のように進行し、終結していく」という山崎の指摘には、本人にはいっさい病状や病名についての情報が与えられず、医療者と家族のみで物事が進行していくことへの疑問が含まれている。

そこで本章では、日本におけるがん告知の歴史と現状を振り返ったうえで、在宅がん患者へのインタビュー調査の結果に基づき、現在、患者がどのようにがん告知を経験しているのか、という点を明らかにし、今後検討すべき課題を指摘してみたい。先に結論を述べておけば、本章の検討からは、告知の場面だけではなく、告知後をどう生きるか、というより広い視点からの支援の重要性が示されることになる。そのうえで、とりわけ予後告知の問題を患者の生の流れ全体のなかで捉えるための理論的視座を提示したい。

1　日本におけるがん告知

タブーとしての「がん」

いうまでもなく、一九八〇年代までの日本においては、そもそも、がんの診断や予後について患者に伝えることは基本的にタブー視されていた（Long and Long 1982）。実際、この傾向は、当時行われたいくつかの質問紙調査からも確認できる。例えば、一九八〇年代初頭の全国調査によれば、がんであることを「知っていた」患者の割合は五・四％であり、「知っていたと思われる」と合わせても全体の四分の一程度にすぎない（松山 1985）。また、同じ時期に静岡で行われた大規模な意識調査においても、

「がんの末期患者にはっきりと病名を伝えるべき」という回答は医師では一・三%、一般市民でも二割程度であった（大原ほか 1982）。これらの調査結果からは、ほとんどの患者が実際に病名を知らなかっただけではなく、医師であれ一般市民であれ、そもそも告知すべきだと考えるのは少数派だったことがわかる。

この点に関連して、例えば次のようながん専門病院職員の言葉は、当時の雰囲気をよく伝えている。

日常の医療活動ではもちろん、事務業務でも、患者がいるような場所では決して「がん」という言葉を使わないようにしている。なぜなら、がんセンターに入院してくる患者の多くは、その前に治療を受けていた施設の医師から「がんではないのだが、がんセンターにはあなたの病気を治すうえで、こちらよりよい医師がいるから（ときには治療機器があるから）」といわれて来ており、疑ってはいても、自分ががんであるとは思っていない。（波平 1990：122-3）

当時はがん専門病院でさえ、がんという言葉はタブーであり、患者はがんではないものの、特別の事情があってがん専門病院に通院ないしは入院している、というフィクションのなかを生きていた。文化人類学者の波平恵美子は、この「タブー化」の背景として、がんに対する根強い社会的偏見や差別があったことを指摘している。実際、当時の学生のなかには、卒業前にがんを発病し、完治したにもかかわらず、企業から採用内定を取り消された者もいたという（波平 1990：113）。この意味で、八〇年代までの日本においては、がんという言葉は、単なる致死率の高い疾患の一つではなく、恐怖や苦痛、さらには死を強く連想させる、ある種の特殊な病気と捉えられていたのである。

こうした状況のもと、多くの医師の間では、偽りの病名を伝えることはむしろ患者のためになることであり、病名告知を行うことはいたずらに患者を絶望させるだけだと捉えられていた。すなわち、告知せずという方針は、単なる不作為というだけではなく、医師の側からの患者への積極的な「配慮」という側面をも持っていたのである。この点に関して、例えば一九九〇年代初頭の論争において、告知反対の立場を明確に打ち出していた心療内科医の鈴木仁一は、以下のように述べている。

凡人は健康な時ですら将来に希望を失うと気力を失い生き甲斐を失うのが常である。ましてや病気になり自らの肉体の苦痛に耐え、心の衰えを自覚している時はなおさらである。医師の仕事の中で最も大切なことは病者に希望を与え続けることであり、心身の苦痛を和らげることである。……死に至る運命が予想される癌を持つ病者に癌を告知することは、糸のような希望にでもすがりついて生きたいと願っている人の心を断ち切ることに通じる。(鈴木 1991: 71)

ここで鈴木は、とりわけ予後の悪いがんを想定して、がんの病名告知は患者から生きる希望を失わせてしまうと主張している。だからこそ、「医師の仕事」としてがん告知は許されるものではなく、むしろそれは人々の「糸のような希望」を断ち切ってしまうという点で間違っているという。(2) このように、少なくとも八〇年代までは、がんを告知しないことは、医師の権力性を示すものというよりも、むしろ患者への「思いやり」に基づく行動だと捉えられていたのである。

告知マニュアルの登場

しかし以上の状況は、一九九〇年代以降、少しずつ変化していくことになる。その一つのきっかけは、一九八九年に厚生省（現厚生労働省）の研究班が出した「がん末期医療に関するケアのマニュアル」[3]である。これは、がん末期医療全般についての具体的な方針を示したものだが、そのなかで告知についても触れられている。具体的には、（1）告知の目的がはっきりしていること、（2）患者に受容能力があること、（3）医師・患者・家族の間に十分な信頼関係があること、（4）告知後の患者の身体面および精神面でのケアができること、という四つの条件を満たす場合には告知を行うべきである、という方針がそれである。この厚生省マニュアルは、告知は基本的にタブーであるというそれ以前の認識に比べ、一定の状況のもとで告知を認めるという点で、画期的なものであった。

その一方で、このマニュアルは告知推進派のがん治療医たちからは、あまりにも条件が厳しすぎ、現実的でないとの批判を受けることになる。例えば、当時国立がんセンター（現国立がん研究センター）で積極的に患者に告知を行っていた笹子三津留は、「これは私がやっている告知のスタイルとは、立脚点がまったくちがいます。ですから告知とはこういうものだと思われては困ります」「これが一般的な告知のあり方というのであれば、このような条件を満たしている患者さんなどほとんどいないことが問題です」として、厚生省マニュアルを強く批判している（笹子 1992：98）。

告知推進派の医師からすれば、とりわけ早期がんについては、一刻も早く説明し、治療法を患者に選択してもらうべきであり、告知に厳しい条件を設けるという発想自体が受け入れ難いものであった。

この背景にあるのは、医療技術の発展に伴い、一部のがんが早期に発見さえできれば「治る」ものとなりつつあり、かつてのような「がん＝死」という図式が成り立たなくなってきたという事情である。事実、こうした変化をふまえて、笹子の所属する国立がんセンターは、一九九六年になって、厚生省マニュアルとは力点がまったく異なる「国立がんセンターがん告知マニュアル」[4]を公表するに至る。がんセンターのマニュアルは、すべての患者に対する告知を前提として、むしろ「伝え方」と「告知後のフォロー」に力点をおいたものであった。この方針は、マニュアル冒頭にあるように、「現在は、特にがん専門病院では「告げるか、告げないか」という議論をする段階ではもはやなく」、むしろどのように告知するかを議論すべきである、との認識に基づいていた。

いずれにせよ、以上の流れを受けて、一九九〇年代には全国各地のがん専門病院で告知率が急激に上昇していくことになる。[5] 例えば、告知に積極的だった武田文和の在籍していた埼玉県立がんセンターでは、一九七五年に一〇％以下だった病名告知率が一九八九年には三三％に上昇し、一九九三年に至っては七六％にまで上がっている（渡辺 1994）。また、武蔵野赤十字病院でも、一九九三年に二七％だった病名告知率は、一九九七年には七一％にまで上昇したという（Horikawa et al. 2000）。このように、多くのがん専門病院は、九〇年代のどこかで、「原則伝えない」から「原則伝える」へと大きく舵をきったのである。

二〇〇〇年以降の変化

とはいえ、実際には二〇〇〇年以降も、がん告知の問題がすっきりと片づくことはなかった。というのも、以上の変化はあくまでもがん専門病院に限定されたものであり、一般病院との間に大きなギャップが存在していた（あるいは存在している）からである。

例えば、一九九五年に渡辺孝子が行った、埼玉県内のがん専門病院と一般病院におけるがん告知に関する比較調査の結果によれば、前者の告知率は九二％であるが、後者は二九％にすぎない[6]（渡辺1998）。実際、二〇〇一年に一般の患者遺族を対象に行われた調査によれば、「医師から本人および家族ともに告知を受けた」という遺族は二九・五％にすぎず、これはむしろ渡辺の調査における一般病院での告知率と一致する（平井ほか 2006）。これ以降、信頼に足る全国規模の調査が存在しないため、現状は不明であるが、少なくとも二〇〇〇年前後には、三割程度の患者しか実際には告知を受けていなかったことになる[7]。

しかし二〇〇〇年代中頃からは、一般病院でも告知が一般化していくとともに、その内容が拡大していくことになる。この点に関連して、腫瘍内科医の佐々木常雄は、患者の知る権利の強調とがんの標準治療の普及に伴い、次第に「予後」にまで告知の対象が拡大していったと指摘している（佐々木2009）。すなわち、二〇〇五年に個人情報保護法が施行され、家族よりも本人に先に診断や治療についての情報を伝えることが推奨されるようになるとともに、治療ガイドラインが広く一般に公開されたことで、患者が治療の限界について知る機会が増大したのである。その結果、現在では、有効な治療法がなく、治癒が見込めないことや、具体的な余命予測といったものについても、率直に伝える医師が増えているという。実際、佐々木は「ここ三、四年、がんの患者さんが私のところに……来られる場合、前医に「もう治療法はない。ホスピスなら紹介する。あと三ヶ月の命と思ってください」と言われ、奈落に突き落とされ、涙ながらに相談に来るというケースが毎週のようにみられるようになりました」と指摘している（佐々木 2009：56）。

もっとも、伝え方の問題をいったん脇におくならば、予後についての情報が患者に伝わることは、それ自体としては必ずしも悪いことではない。というのも、しばしば指摘されるように、最適な時期に患者にホスピスケアを紹介するためには、適切な予後の診断と告知が欠かせないからである（Christakis 1999：177＝2006：239）。すなわち、標準的な治療法がなく、余命が限られているという認識こそが、治癒を目指したアプローチから症状緩和に力点をおいたアプローチへと移行する鍵となると考えられているのである。しかしその一方で、予後告知は病名告知以上にシビアな情報を患者・家族に伝えることになる。なかでも、余命に関する情報提供については、専門家の間でも「未だにコンセンサスが得られていない」（藤森・内富編 2009：17）。その一つの背景には、そもそも予後予測が困難であることに加え、予後に関する説明が患者に誤解されやすいことがある（Sato et al. 2012）。

事実、予後告知についてのいくつかの調査結果も、この問題の難しさを示唆している。日本における予後告知の実態調査はほとんどないが(8)、患者側の開示希望に関しては、興味深い調査結果がある。宮田裕章らが行った一般市民対象の意識調査によれば、病名に関しては八割以上が完全開示を希望するが、「治癒の見込み」と「余命」については、即時の完全開示を求めるのは全体の三割にすぎないという（Miyata et al. 2004）。すなわち、予後については、病名とは異なり、部分的な開示や段階的な開示を望む層が相当数存在しているのである。(9) この結果は、二〇〇〇年代中頃以降、徐々に予後告知が拡大している日本の現状において、実は患者側に一様の開示希望が存在しない可能性を示した点で、重要な知見を提供している。

以上、ここまでの議論を整理しておこう。日本におけるがん告知、とりわけ病名告知は九〇年代以降、がん専門病院を中心に、「原則伝えない」から「原則伝える」へと急激な変化を見せた。ただし、この変化は一般病院にはすぐには及ばず、病院の性格によって告知に対する認識には差があった。その後の経緯については、信頼できる全国的な調査はなく、現状は明らかではないが、(10) 一般的には二〇〇〇年代中頃から病名や病状についての告知が急速に進むとともに、予後告知も拡大していったと考えられている。(11)

ではこのような状況のもとで、現在、がん患者はどのように「告知」を受け止めているのだろうか。次節からは、二〇〇〇年代後半に実施した在宅がん患者へのインタビュー調査のデータに依拠しながら、患者の視点からがん告知の現在に迫ってみたい。(12) 具体的には、告知についてそれぞれ異なるタイプの語りが含まれている三人の患者のケースを取り上げ、予後を含めた告知が積極的に行われている現状において、患者側がいかにそれを受け止めているのかを検討することにしよう。

2　在宅がん患者の告知体験の語り

渡辺さんのケース

はじめに、告知プロセスに対する強い不満を示す語りの典型例として、渡辺さんのケースを取り上げたい[13]。他の患者も多かれ少なかれ告知のショックとそれにまつわる医療者への不満を語っているものの、その激しさにおいて、渡辺さんは際立っている。

渡辺さんは五〇代男性で、妻と子ども二人の四人家族である。職場の健康診断で肺のレントゲンをとり、異常なしとされていたが、一年後に膝が痛み出し近隣の病院を受診した。そこでしばらく治療を継続したものの、いっこうに回復せず、大学病院を受診したところ、肺がんが進行し、膝の頸骨へ転移したものと診断される。その後、がん専門病院にて有効な治療法がないと伝えられるが、症状緩和のために外来放射線治療を継続。現在は在宅緩和ケアに移行したが、以上のような経緯もあり、病院でこれまで受けてきた医療に対して強い不信感を抱いている。

渡辺さんによれば、最初の病院では十分な診察なしに、「膝に水がたまっている」といわれ、しばらくその治療が続けられたという。それゆえ、渡辺さんはこの医師がもう少し丁寧に診察していれば、もっと早い段階でがんが見つかっていたのではないかと疑っている。また、この医師から紹介された大学病院では、最初にかかった整形外科の医師に「膝を切断する必要がある」と突然言われ、その後、今度は呼吸器の医師に、「がんの転移であり切断しても無駄である」と言われたという。渡辺さんは大学病院の対応について、診療科をいくつも転々とさせられたこと、医師によって言うことがまったく違うことに対して怒りを隠さない。

なかでも、渡辺さんが繰り返し語るのが、大学病院で病状の説明を受けたときに、治療法がなく、余命も限られていることを、横柄な態度で告げられた、というエピソードである。

渡辺：私の場合、薬を使っても、これから入院しても、手術しても、やはり無理だと。そういう治療が無効であるという内容だったんです。その言い方一つにしてもね、「何やっても駄目なんですよ」という調子で言う医師もいました。でも言葉ですから、もう少し修飾語をつけて、話し方もいろいろとあるじゃないですか。私としては、人間誰しも、そういうふうに言われればがっかりするのは当たり前だと思うんですけれど。私の家族も、それから私の兄弟も、みんな憤慨していました。その医師の名前は忘れてしまいましたけれどもね。

渡辺さんは、あらかじめ医師に対してすべて詳細に説明してほしいという旨を伝えており、その意味で、「積極的な治療法がない」という情報を伝えられたこと自体を問題にしているわけではない。むしろ渡辺さんやその家族が「憤慨」しているのは、病院の医師がその情報を提供した際の「言い方」や「調子」である。おそらく渡辺さんにとっては、「無理」「無効」「駄目」といった医師の言葉が、自分の存在そのものを否定しているように受け取られたに違いない。しかも、その説明は「今後は面倒を見られないから他の病院へ行ってくれ」という説明と結びついているのである。

このように、これまで病院で出会った医師に対して強い不信感を持っている渡辺さんであるが、その一方で、現在世話になっている在宅医への信頼は厚い。ではその違いはどこにあるのだろうか。渡辺さんはこの点について、次のように述べている。

渡辺：治療されていることに関しては、はっきり言うと大差ないと思うんです。例えば、出していただける処方せんですとか、そういうものに関してはおそらくそんなに変わらないと思うんです。ただそのことに至るまで、いろいろと親身になって説明していただけるとか。はっきり言うと、以前のところは、結局こういう病気であれば、こういう薬を出すしかない、ということで、ポンポンと事務的にやられたようなことが、ものすごくあったものですから。

渡辺さんの考えでは、現在の医師も以前の医師も、医療技術に関しては「大差ない」。しかし、今の医師は「いろいろと親身になって説明して」くれるのに対し、それ以前は「ポンポンと事務的に」扱われた。たとえ腕に差がなくとも、現在の医師には「最初から経緯をいろいろと聞いて」もらい、「精神的なこと」についてもサポートしてもらっているため、信頼できると感じているのだという。これはまさに、先に渡辺さんが問題にしていた「言い方」や「調子」に対して、在宅の医師がどれほど心を配っているかを示すものである。

逆にいえば、ここで示されているのは、一部の医師がかなり乱暴な形で予後を含めた情報提供を行っており、その場合、そもそもその医師には告知が患者・家族に深刻な影響を与えるという認識が欠けている、という可能性である。実際、この点に関連して、緩和ケア医の二ノ坂保喜は、大学病院で「もうすることがない」と言われ、絶望して来院した患者の例に触れながら、治癒の可能性が無くなった後の患者の人生に対する医師の想像力の無さを批判している。彼によれば、現在の日本においては「治癒の可能性がなくなったことを、思いやりのある言葉と態度できちんと伝え、その後の精神的危機を家族と共に支え、最後まで寄り添うといった告知の真髄の実践には、まだまだ程遠い」のが現状であるという（二ノ坂 2005：94–5）。

ただしその一方で、告知に対する患者側の不満は、必ずしも渡辺さんのように明示的に語られるとは限らない。その場合は、医師の側の問題だけではなく、より微妙な医師と患者との意識のズレが問題になってくる。そこでこの問題を理解するために、次に山崎さんの事例を見てみよう。

山崎さんのケース

山崎さんは、七〇代女性で、インタビュー当時は夫と二人暮らしであり、子どもはすでに独立している。[14] 集団検診で胃がんが見つかり、胃の全摘出手術を受けた後、仕事を辞め、趣味の活動等に没頭していたが、一年半後に末期の多発性骨髄腫（血液系のがん）との診断を受けた。病院の医師からは「抗がん剤をしても二年」なので、するかしないか決めるように、と告げられ、最終的に抗がん剤治療を断念し、在宅緩和ケアを選択したという経緯がある。

山崎さんがインタビューのなかで繰り返し語ったのが、多発性骨髄腫の診断を受けた際のエピソードである。山崎さんは、その際、身体中の骨にがんが転移している画像を見せられ「倒れそうになる」という経験をする。すると突然そこに主治医とは別に内科の医師がやってきて、「普通であれば、このぐらいのがんがある場合は激痛が走る」と言われた、という。以下は、二度目のインタビューで再度このエピソードが語られたときのものである。

山崎：「山崎さん、このぐらいにね、がんだったら普通の人は激痛が走るんですよ」って言う。そのとき内科の先生も、なんかね、来たんです。私の顔を、体をじっと見ていたんですよね。……たぶん、ね。どういう患者だろうと思って見に来たんじゃないですか？

実は山崎さんが初回のインタビューでこのエピソードを語ったときも、医師を責めるようなニュアンスが感じられたのだが、インタビュアーにはその意図がすぐには理解できなかった。その後何度かこの出来事への言及があって、初めて山崎さんの意図が理解できたのである。つまり山崎さんはここで、診断の際に、わざわざ主治医ではない内科の医師が呼ばれ、じろじろと見られたことで、「普通ではない症例」として見世物にされたような印象を受けた、ということを伝えたかったのである。山崎さんは、上記のエピソードを繰り返すことによって、医師側の対応に配慮が欠けていたのではないか、ということを暗示的に述べている。

もちろん、この場合、山崎さんの主治医にとっては、まったくそのような意図はなく、むしろ慎重を期すために、別の専門家に相談しただけなのかもしれない。事実、山崎さんは告知のショックについては語るものの、主治医の伝え方それ自体を批判しているわけではない。しかし山崎さんの語りが興味深いのは、それが、たとえ医療者の側になんら落ち度がなかったとしても、告知をめぐるコミュニケーションは患者を深く傷つけてしまう可能性がある、ということを示唆している点にある。

これに関連して、がん患者の心理療法に取り組む医師の岸本寛史は、深刻な情報が伝えられる場面において、がん患者の感覚は鋭敏になり、医療者の意図を超えた意味を受け取ってしまうと指摘している。その結果、「治療者の話す言葉が、治療者の意図を超えて一人歩き」してしまい、「普段何げなく使っている言葉が思いがけない連想や意味」を持ってしまうのだという（岸本 1999：66）。これは先の渡辺さんの事例でもあてはまる。医師は「駄目」「無効」といった言葉を、直接的には渡辺さんではなく、あくまでも治療法を形容する言葉として使用しているが、渡辺さんは必ずしもそのようには受け取っていない。むしろ、有効な治療法が無くなった自分自身を否定する言葉のように受け取っている。同様に、山崎さんにとっての「普通の人は激痛が走る」という主治医の言葉も、医師の意図とは別の意味で山崎さんには理解されている。すなわち、私は「普通」ではなく、何か異常な患者なのだ、というように。

以上のように考えてくると、確かに渡辺さんの事例に見られるような無神経な医師の言葉は問題があるものの、その一方で、そうした「言い方」を医師が改めれば問題が解決するともいえないことがわかってくる。とりわけ余命や治癒の可能性など、患者の死に直結する情報を提供する場合には、医師の意図どおりに言葉が伝わるとは限らない。良くも悪くも、患者は自分なりの意味世界のなかでそれらの言葉を理解していく。加えて、そもそもどのように伝えたとしても、告知のショック自体は避けることはできない。だとすれば、医療者は告知の場面でどのように患者と関わっていけばよいのだろうか。

そこでこの点を検討するために、告知後のショックとの関連で具体的な医療者からの援助について語っている安藤さんの事例を最後に取り上げてみたい。

安藤さんのケース

安藤さんは、七〇代男性であり、妻と長男・長女と同居、次男はすでに独立して別居している[15]。突然血尿が出て病院に行ったところ、前立腺がんが見つかるが、特に治療の必要がないということになり、いったん自宅待機となる。しかしその一年後、突然体が動かなくなり、病院に行ったところ、肺がんが見つかりすぐに大学病院へ運ばれる。大学病院では、抗がん剤をいくつか試すが奏効せず、在宅緩和ケアに移行し、現在に至っている。

安藤さんは、渡辺さんや山崎さんとは異なり、これまで病院で受けた治療にはおおむね満足しており、それに対する不満はない。特に看護師とは病棟で良い関係を築き、それなりに入院生活を楽しんできたという自負もある。しかし、そのなかでも二回目の肺がんの告知のときには大きなショックを受けており、それが病気の過程のなかで「もっともつらかった」体験であると感じている。

安藤：うーん。だってショックっていうかね。やっぱり来るもの来たかっていう感じでね。死刑宣告みたいなもんじゃないの。やっぱり「おまえは死刑だ」っていわれるようなもんでしょう。

安藤さんにとって、二度目の告知は「死刑宣告」に等しいものであり、そこから立ち直るにはかなりの時間を要した。では、そのプロセスにおいて安藤さんを支えたものは何だったのだろうか。この問いに対して、安藤さんは家族とともに、ある看護師の存在を挙げている。

安藤：やっぱり家族だね。家族とね、やっぱり私とせがれの二人もね、副師長さん〔が支え〕だったんですよ。師長さんのすぐ下の人ね。その人が何でも相談に乗ってくれたりね。すごい話してね。私がね、「先生に任せてあっから」っていっても、「駄目なんだよ、先生に任せても」って。いろいろ教えてもらったけど、うんと支えになったね。

とりわけ、安藤さんが、この看護師からの具体的な「支え」として強調したのは、次のようなエピソードである。安藤さんの退院の前日に、この看護師が「おみやげ」を渡すと言って、消灯時間の九時過ぎに病室に現れた。看護師は、「遅くなってごめんね」と言い、「これ渡すから守ってね」と退院後に自宅で守るべきことをリストにしたものを持ってきてくれた。安藤さんによれば、そこに書かれていた内容は、要約すれば、「長く家で生活できるように、薬のことを守ってください、約束しましょう」ということだったという。安藤さんはインタビューの際にも、「あれがそのリストなんだ」と部屋に貼ってある紙を指さした。退院してからずいぶん日は経っていたが、この看護師からの「おみやげ」はいまだに安藤さんの生活にとって一つの「支え」となっていたのである。

このように、安藤さんの語りからは、告知後のショックが不可避であるとしても、医療者の適切な「支え」によってそれが和らげられる場合があることがわかる。しかも興味深いのは、その「支え」の中身は、看護師が退院前夜に退院後の生活上のルールをまとめたリストを「おみやげ」として渡すという、いわば日常的な「気遣い」とでも呼ぶべきものであったという点である。加えて、安藤さんの事例は、医療者との信頼関係が築けているという点でも、渡辺さんや山崎さんの事例とは対照的である。おそらく、渡辺さんや山崎さんも、安藤さんにとってのこの看護師にあたる存在と病院で出会えていれば、入院生活に対する現時点での評価もずいぶんと違っていただろう。また、安藤さんの語りには医師だけではなく看護師が頻繁に登場する点も、渡辺さんや山崎さんとは異なっている。単純化できないものの、ここからは、告知の問題が医師と患者の二者関係に閉じてしまうことの弊害も推察される。

以上ここまで、三人の在宅がん患者のケースを検討しつつ、がん告知、とりわけ予後告知を患者がどう体験しているかを見てきた。そこからは、医療者の伝え方や態度のどのような点に患者が不満を抱いているのか、またどのようなことが助けとなるかについて、個別の事例に即して確認することができた。そこで次に、以上の三ケースを総合的に検討することを通じて、予後を含めた告知が広く行われるようになった時代における告知後のケアについて、さらに考察を深めていくことにしたい。

3　告知後のケアを考える

伝え方の問題

以上の記述からまず言えることは、渡辺さんのケースに見られるような、配慮のない伝え方の問題性である。とりわけこれは、予後告知が一定程度行われるようになった現在だからこそ、改めて考えられなければならない。この点について、渡辺さんは別の箇所で以下のように述べている。

渡辺：去年の末に、まあ何と言いますかね。言葉的に余命半年とかというふうに宣言されたわけですよね。ですけども、現在生きているんですけども、まだ。そういう言葉は、いろいろ言葉の「あや」ですから、そういうことは気にしないでということは、当然在宅の先生から言われていますけどもね、その辺はもう。だからまあ、余命半年と言われてもね、元気な人もいるしね。それはあくまで統計的なものですから。

先述したように、渡辺さんは医師に対して、「すべてを知りたい」と伝えていたものの、余命や治癒が不可能であることについて、これほど乱暴に伝えられるとは予期していなかった。第1節で紹介した宮田らの調査結果が示唆するように、患者はとりわけ予後に関しては、即時にあらゆる内容を開示されることを求めているとは限らない。(16) それにもかかわらず、医療現場では、「情報を求めている」という意思表示をいったん行うと、「伝え方を問わず、即時に開示せよ」という意味で受け取られかねないのである。この点で、医師側は病名告知とは次元の違う問題として予後告知に臨む必要がある。加えて、病名であれ、予後であれ、告知が患者と家族の人生を大きく別の方向へ動かしていく情報の提供を伴っている以上、そのプロセスに対しては相当な注意が払われるべきであろう(17)。告知後の在宅療養生活が、主として告知の傷を癒す過程でしかない、という現状があるとすれば、それは患者・家族はもとより、医療者側にとっても不幸なことではないだろうか。

「伝え方」を超えて

ただしその一方で、告知の問題は医師の側の「伝え方」のスキルを向上させれば解決されるというものでもない、という点も指摘しておかなければならない。というのも、本章で取り上げた事例に見られるように、実は患者の告知に対する不満は、告知の場面での医師の「言い方」に限定されないからである。例えば、渡辺さんの不満の一部は確かに告知の際の医師の言葉にあるが、そこで問題にしているのは「何をどう言われたか」ということよりも、むしろ医療者の側の全般的な「態度」といったほうが適切である。「ポンポンと事務的にやられた」という指摘は、医師との間の全般的なやりとりへの不満を示している。また、山崎さんの場合であれば、そこで語られていたのは、主治医以外の医師を呼んで目の前でデータを見せるという医師の側の「振る舞い」の問題であった。これもまた、仮にこの医師が「悪い知らせの伝え方」に習熟したとしても、解決しえない可能性が高い。

さらにいえば、告知後のケアも、必ずしも告知の場面に直接関係した働きかけだけが有効だとも限らない。この点で示唆的なのは、医療者のフォローが「うんと支えになった」という安藤さんのケースである。そこで挙げられた「支え」は、退院後も安藤さんが自宅で過ごせるような配慮を、具体的な形として提示したものだった。つまり、これは必ずしも安藤さんの告知後のフォローとして行われたものではない。にもかかわらず、安藤さんは、このエピソードを告知のショックを和らげた「支え」として語ったのである。これは告知後のフォローが、診断の前後を含む、患者の生の流れ全体のなかで位置づけられなければならない、ということを示唆しているのではないだろうか。

生きるためのがん告知

以上見てきたように、患者の生の流れのなかで告知後のケアを考えることは、とりわけ予後告知の場合には重要になってくる。ここで改めて、一般的な病名告知と予後告知とを比較してみると、前者はあくまでもその後に来るのが治療法の選択であるのに対し、後者は必ずしもそうではないという特徴があることに気づかされる。病名告知の後の選択肢は医療的な枠のなかに収まることも多いが、予後告知の後に来るのは、むしろ死にゆく過程をどう生きるか、という基本的に医療の枠を超えた問題である。だからこそ、安藤さんの事例が示すように、医療者のサポートは、これからどう生きるのか、という課題に向けられている場合に「支え」となる。だとすれば、がん告知の問題には、告知の場面だけにターゲットを絞ったのでは明らかに解決しえない部分が残る。

この点について、日本でも、早くから告知後のケアのあり方について具体的な提言を行ってきた看護師の季羽倭文子は、以下のような指摘をしている。

診断名を伝えるという意味でのがん告知は、〝一回だけの場面〟のような印象を受ける。もしかすると、告知をする立場の医師にとってはそうかもしれない。しかし告知を受けた側にとっては、それは新しい（苦しい）生活のはじまりなのである。……告知は終点ではなく、長く紆余曲折のある道のりの出発点である。（季羽 1993：12）

この指摘は主に病名告知を想定してなされたものであるが、予後告知の場合、いっそうその意味は先鋭化する。ここまで繰り返し述べてきたように、渡辺さんのように病院の医師からの予後告知に患者の多くが深く傷つけられるのは、それがまさに「見捨てる」メッセージと連動しているからである。現在、大学病院やがん専門病院の医師が積極的な治療法が無いことを患者に告げるということは、「もう面倒はみられないからどこか別のところに行ってください」ということを意味している。それはたとえ実際には言葉に出さなかったとしても、メタ・メッセージとして伝わってしまう。だからこそ、予後告知は慎重に行われなければならないし、それが「見捨てる」というメッセージとは連動しないような配慮こそが求められる。

しかし、現在の予後告知のあり方は、「出発点」ではなく、いわば「終着点」として告知を捉えてしまっている。この点で、神経難病という異なる文脈ではあるが、社会学者の立岩真也が「告知の問題は告知の問題で完結することはないし、完結させてはならない」と述べているのは正しい（立岩 2004: 142）。患者にとって重要なのは、告知後をどのように生きるかであり、告知の場面はその一要素にすぎない。だからこそ、医療者に求められているのは、その場をしのぐための「スキル」ではなく、患者のその後の生に対する具体的な配慮なのである。

4 「個人誌の断絶」を生きる困難

以上ここまで、がん告知の問題が日本においてこれまでどのように語られてきたのか、さらに、現在患者はがん告知をどのように受け止めているのかを事例に即して検討してきた。もちろん、本章で示した事例から得られた知見をただちに一般化することはできない。しかし少なくとも、告知を受けた後の患者の生をどう支えるのか、という問いを抜きにして告知の問題を「解決」してしまうことには問題がある、ということは確認できたのではないだろうか。この点で、「長く紆余曲折のある道のりの出発点」として告知を捉えるという季羽の指摘は、今こそその重要性を増している。

そこで最後に、生の流れ全体のなかで告知を考えるための理論的視座として、医療社会学者のルイーズ・ロコックらによる「個人誌の断絶（biographical abruption）」という議論に触れておきたい。彼女らは、終末期ケアの文脈には、長らく慢性疾患の研究で用いられてきた「個人誌の混乱（biographical disruption）」という概念では捉えきれない局面があり、「混乱（disruption）」よりも強い「断絶（abruption)」という表現を使用する必要があると指摘している(Locock et al. 2009)。というのも、終末期ケアの文脈においては、患者の個人誌は混乱や変化をこうむるだけではなく、実質的な「終わり」を告げられることになり、それはいわば「実存的ショック(existential shock)」を引き起こすことになるからである。実際、本章で取り上げた安藤さんの「死刑宣告」という表現は、ここでいう「断絶」を意味する典型的な語りの一つである。

ロコックらは、こうした状況において患者が絶望してしまうことは、ある意味では当然のことであり、その他の慢性疾患のように、変化に順応して病から積極的に意味を引き出すといった作業を容易に期待することはできないという(Locock et al. 2009: 1055)。自らの死が近いことを知らされた患者は、「個人誌の混乱」により生じた生活の立て直しや自分の役割の再構築といった課題に取り組もうとしても、「断絶」がそれまで有していた希望やアイデンティティのすべてを打ち砕いてしまう。こうした状況においては、慢性疾患の文脈でしばしば強調されてきた「個人誌の産出/継続(biographical flow/continuity)」という事態は、むしろ例外となる。

本章でここまで見てきたがん告知についていえば、予後告知の体験がここでいう「断絶」を引き起こすものに当たることはいうまでもない。こうした「断絶」を前にして生活を立て直し、その後を生きるヴィジョンを獲得していくことは、多くの患者にとって容易な道のりではない。だからこそ、告知後のケアと呼ばれるものは、少なくとも「個人誌の断絶」以降の生の再構築プロセス全体と切り離して考えてはならない、というのが本章の基本的な立場であった。しかし残念ながら、現在の日本においては、特段議論もないままに、告知の内容が病名から予後へと拡大されるとともに、告知の問題を技術的に「解決」するものとして、もっぱら「悪い知らせ」についてのコミュニケーション技術の習得が推進されている。もちろん、医師によるコミュニケーション技術の獲得そのものは否定されるべきものではない。しかしそれが告知の場面だけを切り取り、取り組むべき課題を「スキル」の問題へと切り詰めようとするならば、むしろ告知後を生きる患者が直面する真の問題を隠蔽しかねない。

患者にとっての予後告知は、単なる一時の「悪い知らせ」ではなく、その後の人生に「混乱」を生じさせるとともに、大きな「断絶」をもたらす。少なくともそれを前提とするならば、告知の問題は、その後を生きる患者の生に対する実質的なサポートへと開かれた問いとして、組み立て直される必要がある。告知の問題を「コミュニケーション技術」では解きえない人生の問題として常に開いていくこと。「告知の社会学」とでも呼べる試みは、おそらくそこからしか始まらないし、始めなくてはならないのだ。

第3章　治療を「あきらめる」経験の語り
──死にゆく過程における自己の多元性

本章では、前章で検討した「告知」の後を生きる患者の経験を、特に抗がん剤治療や手術など治癒を目指した積極的な治療を「あきらめる」語りに着目して検討してみたい。前章でも述べたように、とりわけ厳しい予後の見込みを告げられた患者・家族は、治療法を選ぶというそれまでの選択に比べると、より踏み込んだ選択を迫られる。具体的には、積極的な治療を続けるのか、それとも緩和的な処置に重点を移すのか、在宅か施設か、といった選択である。こうした選択においては、それまでの治療法の選択に比べ、よりいっそう患者の「生き方」がクローズアップされることになる。

そこで本章と続く第4章では、前章でもその一部を取り上げた山崎さんのインタビュー・データをさらに掘り下げて記述・分析することを通じて、告知後の「生き方」の選択がどのように行われるのか、という点を詳細に検討する。なおここで特定の個人の語りを詳細に取り上げるのは、第1章で確認したように、ホスピス・緩和ケアにおける「生の履歴」ないしは「個人史」の重要性を実例に即して検討するためである。実際、以下で見るように山崎さんの語りは、医療面だけではなく、生活や人生に関わる幅広い事象が「病いの経験」と結びつけて語られており、治療選択がいかに個人史と結びついているかを鮮やかに示している。加えて、後に見るように彼女は病院から在宅に移行する途中で緩和ケア病棟に入院していた時期があり、施設と在宅での緩和ケアを対比的に語りうるという点でも貴重な内容を含んでいる。

そこで以下では、次のような手順で議論を進めていく。まず第1節で発病までの山崎さんの生活史を簡潔にたどり直したうえで、第2節では発病後、とりわけ抗がん剤治療を断念し、緩和ケアを選択するまでの経緯を語りの文脈に即して丁寧に記述・分析していく。それによって、これまでの生き方と一貫性を持った形で示される、死についての独自の理解モデルとそれを支える「生に対する構え」の存在が明らかになる。続く第3節では、山崎さんの「治療をあきらめる語り」には別のヴァージョンがあることが提示され、このヴァージョンと第2節で紹介した語りとの異同が検討される。あらかじめ結論を述べておけば、こうした複数の語りが産出されることの背景には、状況に応じて提示される自己の多元性があり、この点で終末期患者の「生き方」は固定的に理解されるべきではないことが示される。それゆえ、在宅であれ施設であれ、患者が複数の自己を生きる自由をどのように担保していくかという点が鍵となる、というのが本章の最終的な結論である。

1　あるがん患者の生活史

転機としての結婚

山崎さんは、インタビュー当時七〇代の女性であり、二〇〇〇年代初頭に胃がんで胃の全摘出手術を受けた後、ややあってから末期の多発性骨髄腫と診断され、二〇〇六年当時は在宅療養中であった。自宅では夫と二人暮らしであり、息子と娘はそれぞれ結婚してすでに独立、病気になるまでは自宅で四〇年近く手芸店を経営していた。息子夫婦は車で三〇分程度のところに住んでおり、週に一度程度、山崎さんのところに来ている。娘夫婦はやや離れた他県に居住しているが、こちらも頻繁に訪問しているとのことだった。

山崎さんは、理知的かつユーモアに富んだ語りで自分の経験を順序だてて語ることができる人で、インタビュアーは初対面のときから、すっかり彼女の話に惹きつけられることになった。ハキハキとした性格で、テンポよく会話を進めていく現在の様子からは想像もつかないが、小さい頃の山崎さんは、病気がちで「弱いほう」であり、本ばかり読んでいる「文学少女」だったという(1)。そうした山崎さんが大きく変わることになった契機は、今の夫との結婚であった。

実際、彼女自身がインタビューのなかで、今の夫と結婚したことで陥った「苦難」とそれと向き合って得たものを繰り返し強調しており、いわば、それが彼女の人生の「転機」として語られている。

山崎さんによれば、夫からの援助が得られないなかで、いかに子どもたちを育て、家計を支えていくかという課題が、結婚後の彼女の人生の大きなテーマになったという。こうした状況を「なんとか乗り越えていく」ために、山崎さんが選択したのは、両親の信仰していた仏教系新宗教にコミットして苦難への対処法を身につけるとともに、自宅で手芸店を開業して「夜も寝ないで稼ぐ」という道だった。現在の「決めたことは決める人」(2)という山崎さんの自己アイデンティティは、こうした過程を経て形成されたものだと考えられる。

そこで本節では、彼女自身の語りを引用しながら、病気になるまでの山崎さんの生活史を、「宗教者と経営者」という自己アイデンティティの形成過程を中心に記述していきたい(なお、以下の記述のなかでは、カギカッコ内は基本的にはインタビューからの引用である)。

宗教と出会いなおす

インタビューの最初から、「私、宗教やってますから」とからっとした調子で語る山崎さんは、必ずしも昔から熱心な信者だったわけではない。むしろ、彼女自身は両親の信仰していた宗教が、小さな頃から「嫌で嫌で」仕方なかったという。それが結婚を機に、山崎さんは改めて同じ宗教の教えに深く帰依するようになる。

結婚直後から、夫との関係が悪化していくなかで、山崎さんは、「違う人と一緒になっちゃった」自分の「宿命」をどう考えればよいのか、日々思い悩んでいたという。すでに妊娠しており、「離婚したら子どもがかわいそう」だと思っていた山崎さんにとっては、夫と別れてやりなおすという選択肢はなかった。それゆえ、彼女にとっては、ここで「ずっと耐えて」いかなければならない、というのが当時の実感であったという。

そこで、この危機を「なんとか乗り越える」ために、山崎さんが選んだのが、親の信仰していた宗教に再び帰依するという道だった。彼女は再びこの教団の集まりに通うようになるなかで、様々な仲間と出会い、いろいろな教えを学びなおしていくことになる。

そんななかで彼女が到達した一つの考え方は、困難な状況においても「自分が少しずつ変わんなくちゃ〔なら〕ない」というものであったという。それはすなわち、状況を変えることが困難な場合には、自分の見方や考え方を変え、相手や状況のなかに少しでも良いところを見つけていくという「生の構え」を意味していた。こうして理解された「教え」は、彼女の具体的な生のなかでは、関係の悪化した夫に対しても、一時期「道にそれた」息子に対しても、なるべく相手の良いところに目を向けて、そこを褒めて伸ばすような関わりとして実践されていくことになる。

なかでも娘との関係は、山崎さんにとってこうした考え方が成功したケースとして認識されている。というのも、彼女が幼い頃から娘のなかに音楽の才能を見いだし、それを褒めて伸ばしていった結果、娘はやがて才能を開花させて音楽の仕事に就くまでに至ったからである。さらに、娘は結婚後しばらくしてから、いったん離れていた山崎さんの信仰する宗教団体に復帰し、山崎さんの後を継いで教団の中心メンバーとして活躍していくことになる。山崎さんは、こうした娘のライフコースを、どこかで自分の人生と重ね合わせているようでもあり、娘についての語りは始終希望に満ちたものであった。

手芸店を開く

以上のように、結婚後に再び宗教と出会った山崎さんにとって、次に大きな人生の転機となったのは、自宅で手芸店を始めたことであった。山崎さんによれば、彼女は二九歳のときに、突如として起業を思い立ち、その後四〇年間近く、基本的には一人で手芸店を切り盛りしていくことになる。

もともと、高校を卒業してから、山崎さんは事務員として働いていたのだが、当時から「事務員とか公務員は私の性格に合わないのかも」と感じていたという。机で「人の給料を数える」よりも「人と接する」仕事、「もうちょっとダイナミックで面白い仕事」を探していた山崎さんは、ある日、趣味の編み物を仕事にすることを思いつく。

山崎さんによれば、この着想を得たのは、編み物の途中でひと玉分の毛糸が足りなくなり、近くの町にバスで買いに出かけることになったときだという。当時、山崎さんの住んでいた町には一店舗も手芸店はなかったため、彼女はほんのひと玉分足りないだけで、隣町までバス代を払って出かけなくてはならなかった。山崎さんは、このときに自分以外にも同じような人たちがいることに思い至り、それなら私が店を「すればいいんだ」と気づいたのだという。隣町から帰ってきた彼女は、親戚から借りたお金を持って、町の問屋にかけこみ、そのまま自宅で毛糸の小売りを始めるようになった。

幸い、山崎さんの嫁いだ家は駅前の「一等地」にあり、しかも、当時、町で唯一の金融機関であった郵便局のすぐ近くに位置していたため、郵便局に来た人々が新しい店に興味を持って訪れてくれるようになったという。その後、この店では毛糸の小売りだけではなく、編み物教室なども開かれるようになり、最盛期には、人を四、五人雇うほどの繁盛ぶりとなる。

もちろん、立地などの条件に恵まれたとはいえ、一九六〇年代に二〇代の女性が一人で借金して店を始め、それを成功に導くというのは並大抵の努力ではなかったに違いない。山崎さん自身、「ものすごく儲かる時代でした」と笑いながら言うものの、そのなかで「毎晩一二時まで寝ないで働いた」という苦労も語っている。

いずれにしても、ゼロから店を作り上げて、四〇年間それを自分で維持し続けたという実績は、山崎さんの「決めたことは決める人」という独立独歩のスタイルを支え、大きな自信となっているように思われる。そこで次節では、こうした山崎さんの生活史を念頭におきながら、彼女が二度のがんとどうやって向き合ってきたのかを詳細に記述していくことにしよう。

2　困難な意思決定への直面

先述したように、山崎さんはこれまでに胃がんと多発性骨髄腫という二種類のがんを経験している。もちろん、最初の胃がんに関しても、病院での看護師の対応や、胃の摘出手術を行った後の食べ物のトラブルなど、いくつかの困難を経験しているのだが、インタビュー全体のなかでは、二度目のがん告知と、それに伴う治療方針の選択に関する語りが中心的な位置を占めている。というのも、二度目のがん告知の際に、山崎さんは「抗がん剤を打っても二年の命」と医師から告げられたうえで、早急に抗がん剤治療を開始するか否か決定するよう迫られたからである。

そこで本節では、以下、特に二度目のがん告知以降の語りに焦点をあてて、山崎さんの「病いの経験」を記述していくことにしたい。

「治らないがん」の告知

最初の手術のあと、山崎さん自身は「もう完全に胃も取ったし、がんにはならないだろう」とは思っていたものの、大きな手術を経験したこともあり、健康管理には注意を払うようになっていたという。実際、退院後は手芸店をたたみ、玄米食や栄養剤など、自分なりに「がんにならないような食べ物」を工夫して摂取する日々が続いていた。

ところが、退院してから一年半ほど過ぎたところで、突如、多発性骨髄腫が肩から背中、全身に転移していることを知らされることになる。山崎さんはこのときの様子を、一度目のインタビューで次のように語っている。

山崎：骨盤から背中、骨盤は真っ黒でした。あと背中の背骨のぽつぽつと黒い、ポリープみたいな。肩、腕も真っ黒です。それから首も黒かったです。頭蓋骨にも腫瘍がありました。あと、なかにもぽつぽつぽつとあったんです、影が。もう、びっくりして。……私一人で行ったとき、バンと言われたんです。倒れそうでしたけど。そのときに内科のお医者さんが来てて、何かまじまじと私を見ていたわけです。「普通だったらば、このぐらいのがんがある場合は、普通の人は激痛が走る」と言われました。「ああ、そうですか。でも私は疲れやすいし、頭すごーく痛いんです」って訴えて。今度は主人と来てくださいと言われて、また行ったんです。まあやっぱり、おんなじことを言われまして、「がーん」という感じですよね。「抗がん剤を打っても二年の命です」と、はっきり宣言されて。それでも、また息子を連れていって。三回も私は見ました、自分のレントゲンね。

「もうがんにはならない」と思っていた山崎さんにとって、たまたま行った検査で、全身に広がるがんを突きつけられたことは、大きな衝撃であった。彼女は医師から、全身「真っ黒」のレントゲンを三回見せられ、最終的には「抗がん剤を打っても二年の命」という厳しい予後を告げられることになる。

抗がん剤を使わないという決定

以上のような経緯で、山崎さんは、医師から「打っても二年」の抗がん剤治療をするか否かという選択を迫られることになり、最終的には、「抗がん剤を使わない」という選択をすることになる。その際、山崎さんは、まず以下のような形で、信仰する宗教の教えを参照しながら、死の問題を自分なりに突き詰めて考えた経緯を語っている。

山崎：どうしよう、二年間抗がん剤打って、治らないということは、ほんとに治らない〔という〕ことなんだ。じゃあ、ほんとに、そういうね、私の考え方を決めなきゃ駄目だなと思ってね。生命の、生命哲学の。私、宗教をしていますので、若いときから。……生命っていうのは、おぎゃーと生まれて、必ず人間が死ぬ、ということなんですよね。そして、私の場合にはたまたまう、体が疲れきってしまっている。だから、あまりじたばたしないで、疲れたんだから疲れた体を癒して、また戻ってくればいいじゃないというのが、三世の過去、未来。現在、過去、未来の永劫の課題なんです。だから、私はそうだなと。本当に一生懸命いろんなことをして疲れてしまったんだな、休んでくればいいじゃん、宇宙遊泳をして、という考え方に変わってね。

山崎さんがここで述べている「生命哲学」とは、具体的には、彼女と同じ信仰を持っている医師が記した小さな書物の内容を指している。この本自体は、生き死にの問題を主に仏教的な世界観に依拠しながら平明な言葉づかいで解説したものであるが、彼女自身は「抗がん剤治療をしない」という決定をするまでに、この本を繰り返し読んだという。

ここで注意したいのは、ここで語られているようなある種の輪廻思想は、必ずしもそのままの形で受容されているわけではなく、彼女のこれまでの人生の経験と重ね合わせる形で一定の変容を加えて理解されている点である。それは例えば、本の中には出てこない「宇宙遊泳」という山崎さん独特の言葉づかいに端的に表れている。このように山崎さんは、この危機に際して、これまでに馴染んできた「教え」からヒントを得て、死後の世界を、この四〇年間の「疲れ」を癒す休息の場として捉えるという「自分の考え」を築き上げていったのである。

以上のような死後世界に対する自分なりのイメージの確立と並行して、山崎さんの決定に強い影響を与えたのは、病院で働いている友人からのアドバイスであった。看護助手として二〇年間病院に勤務していた友人は、抗がん剤を打った患者は医師たちの「実験台」になり、結局のところは「苦しんで、苦しんで、もがいて、壮絶な死を遂げ」ることになると山崎さんに語り、抗がん剤を使わないという決定を強く勧めたという。

さらに、山崎さんにとって、この友人のアドバイスが説得的だったのは、この友人自身が、自分の夫が末期の胃がんだと診断された際に抗がん剤を使わないことを決定し、「楽しい晩年」を過ごしたという点であった。

山崎：ご本人もそれを経験したんです、旦那さんで。それで胃がんで。私が面倒みるから、抗がん剤だけはしないでって。ほんとに旦那さんの面倒みたそうです。一〇か月生きたって言ってました。医者からね、痛み止めの薬をもらって、ゆっくりおいしいものを食べて、旅行にも行って、いっぱい、こう写真があるんですね。痛み止めを使いながら旅行に行って、楽しい晩年を過ごしました、と言ってね。だから山崎さんも、抗がん剤なんかに頼らないで、本当に自分で生きる方法を見つけていったほうがいいって。

このように、友人からのアドバイスは、単に積極的な医療を否定しているだけのものではなく、死までの時間をいかに楽しく過ごすか、という前向きな内容をも含んだものであった。ひたすら完治を目指すよりも、残された生を充実して過ごすことの意義を強調するストーリーは、山崎さんがその後に提供されることになるホスピス・緩和ケアのモデルストーリー(3)と合致するものであり、山崎さんの関心は抗がん剤治療から緩和ケアへとシフトしていくことになる。

生を肯定する語り

このような死後と残された生に対する二つの理解モデルに加えて、山崎さんは、自分の人生に悔いがないことや、やるべきことをすでに終えた、という点を強調する語りを提示している。それは、抗がん剤を使わないという決定を含めて、これまでの人生を肯定すべきものとして規定する語りであり、インタビューにおいてしばしば繰り返される山崎さんの語り口の一つの特徴になっている。

山崎：一回は〔がんに対する積極的な治療を〕やってみないと、嫌だし。一回手術はしたし。あのー、本当に壮絶な。知ってるんですよ、私も。抗がん剤打って、よろよろと何年も生きて、一体それって何って、私は思ったし。それよりも、私は自分なりに、ぜんぶ私は一生懸命生きてきたし。やることやっちゃったんですよ、実は。私はもう。

＊＊：お店とか。

山崎：お店もやったし、いろんな人と出会えたし、自分はいろんな人のお世話もさせてもらったし。うん。だから、いいやと。後悔は全然しないんです、私。最初から。後悔っていうのがないんです。

このように、ある種自分の人生がフィナーレを迎えていることの例証として、山崎さんが引き合いに出すのが、多発性骨髄腫がわかったときのタイミングの妙である。それは具体的にいえば、「治らないがん」がわかったのが、自宅に趣味の音楽サークルのメンバーを「最後に招いて、ごちそうしてあげた」直後だったというエピソードである。

最初の手術が終わって以降、仕事をやめてサークルやボランティア活動に熱心に取り組んでいた山崎さんは、二度目のがん告知を受ける二日前に、家の修繕を済ませ、家中を掃除したうえで、サークルの仲間と一緒に「本当に楽しいとき」を過ごしたという。もちろん、彼女自身は、「こういうがんだということ」は知らずに食事会の準備をして、「全部終わって」から病院に向かったのである。

山崎：全部をきれいにして、部屋もきれいにして全部終わらせたんです。そういう予感はしないんです、全然。それで二日後に行ったんです。そうか、私はみんな終わらせてしまったんだなと、これで良かったんだなと、本当に今でも思っているんです。

このように、山崎さんは自分の人生が完成したものであることを強調し、積極的な治療を行わず、「限りある人生を楽しむ」という緩和ケアのモデルストーリーを受容していくことになる。(4)

治療上の意思決定と死生観

以上ここまで、山崎さんの個人史がどのような価値観と結びつき、それが実際の意思決定へとどのように反映されているのかを詳細に見てきた。抗がん剤治療を行わない、という意思決定を支えていたのは、死後世界を「休息」とみなす独自の死生観と、友人の助言に依拠したQOLを重視した価値観の、二つの理解モデルであり、「やるべきことを終えた」という生を肯定する語りであった。また、いずれにしても山崎さんの「考え」は、それまでの人生のなかでじっくりと形成されてきたものであり、病気と死に向き合う際にも、それらが心の支えとなっていた。

ただしその一方で、ここで語られている「治療をあきらめる語り」は必ずしも固定されたものではない点にも注意を払う必要がある。そこで次節では二度目のインタビューで語られた別ヴァージョンの「治療をあきらめる語り」を紹介しつつ、患者の個人史の複数性について検討していきたい。

3　一つの生と複数の自己

もう一つの「物語られる生」

実は山崎さんの話には続きがある。それは二回目のインタビューも中盤に差しかかった頃、インタビュアーが山崎さんに投げかけた、これまでで最もつらかった時期についての問いを契機として語られ出した、息子とのエピソードである。

＊＊：……病気になってから、ヤマっていうか、いくつかその、胃がんがわかったときとか、骨髄腫ってわかったりとか、〔食べ物が〕胃に落ちていかないとか、いろいろあったと思うんですけど、多くの。自分のなかで、気持ちが一番大きく沈んだとこは、割と一番ここは精神的にはきついとこだったかなというと、どの辺が？

山崎：自分が、がんだって言われたときですね。

＊＊：一番最初。

山崎：うん、がーんってきたーって（笑）。

＊＊：それこそ（笑）。

この会話の冒頭では、山崎さんはインタビュアーの質問を受ける形で、最初の告知場面に言及している。しかしながら、その直後、話は急に展開し、それまでまったく語られていなかった息子とのエピソードが語られ始めるのである。

山崎：そうですね。そうだねえ、私は一応は宗教人。A教団に。
＊＊：ええ。
山崎：うちの息子が、意思を、[5]息子が継がないって言ったんですね。
＊＊：ああ。
山崎：そんときは、毎日落ち込んでね。
＊＊：うん。
山崎：したら、じゃあ、息子に、「私はね、もうあんたに財産はやんない」。ね、私はほんとに、夜も寝ないで働いたんだ。全部、ね。
＊＊：ええ。

つまり、山崎さんは、抗がん剤治療を断った後に、息子に家に帰ってきてもらい、自分の宗教を継いでもらおうと考えていたのである。しかし、息子はその申し出を拒否、激高した山崎さんはそれならば一切の財産を渡さないと言い出し、一時期は弁護士を呼ぶという騒ぎにまで至る。しかし、車で三〇分程度とはいえ、すでに自分たちの家を建て、子どもや妻と暮らしている息子にとっては、家に帰り、山崎さんの信仰する宗教にコミットするということは考えにくかったに違いない。実際、山崎さんによれば、息子も「譲らず」、一切の財産は必要ないから家には戻らないとまで言ったという。最終的に山崎さんは、自分も傲慢だった、息子には息子の生活がある、と思いなおし、和解し、この件は幕引きを迎えることになるのだが、この「トラブル」の背景には、息子だけではなく、長年連れ添ってきた夫に対する複雑な「思い」があった。

山崎：だんだん、血もこう悪くなってる、見て、ああ、もう今からあたし、駄目だろうなと思って。
＊＊：あ、三月っていうのは、緩和ケア病棟に一週間いたときですね。
山崎：ああ。で、退院してきたのね。
＊＊：はい、はい。
山崎：それで、そのときも考えてね。して、話切り出したの。一番そこ悩んでたの。
＊＊：その悩んでたっていうのは？
山崎：そういうこととかね。ほんとは帰ってきてほしかったんです。
＊＊：ああ、息子さんにですね。
山崎：お父さん一人になるからね。
＊＊：あ、そうですよね。心配ですもんね。
山崎：うん。だから、どうせお父さん、ここで一人でいたって、自分で何にもできないんだから。

このように、山崎さんが息子に継いでほしいと願った「意思」の内実は、信仰の継承や財産の相続という意味に加えて、夫の世話の引き継ぎという意味をも含みこむものであった。山崎さんが自らの死を覚悟した時点で、こうした多義的な継承関係の問題が一気に噴出し、それを拒否する息子との衝突を生むことになったのである。

自己の多元性

以上の話は、死を覚悟した患者にとって、親しい人間への「意思の継承」が問題になるという点で興味深いものであるが、ここではそれ以上に、前節で理解したはずの山崎さんの個人史の一部が「話の続き」によって覆されている点に注目したい。先に確認したように、そもそも、山崎さんのこれまでの歩みは、自分の人生に災厄をもたらした夫と思うように育たなかった息子を、逆に意思を継いでくれた娘と対比させるという構図で描かれていた。夫はひたすら災厄の原因であり、息子は出来が悪い。娘だけが私のことをわかってくれている、というのがその基本的な設定である。ところが、先ほどの話のなかではこの設定は覆されている。というのも、息子は「本当は帰ってきてほしい」存在であり、夫は自分で何もできないがゆえに、山崎さんの気遣いを必要としている存在として語られているからである。

そのうえで山崎さんは、抗がん剤治療をあきらめた理由を新たに付け加える。実は、夫の協力が得られそうもないから、抗がん剤治療をあきらめた。しかし、「ほんとは一番身近にいる人が面倒みてくれるんだったら」「私はいいなと思う」、と。これは、先に見た宗教的死生観と友人のアドバイスに従って積極的に緩和ケアを選択したという話とは明らかに異なる理由づけである。

それでは、私たちはこの話をどのように理解したらよいのだろうか。この二つの話は、どちらかが「本音の話」で、どちらかが「とりつくろった話」なのだろうか。ここではそうした表面的な見方は避け、むしろ、山崎さんにとってはどちらも「本当の話」なのだ、という立場をとってみたい。すなわち、山崎さんは一つの生のなかで、二つの物語を生きているのだ、と。もっとも、こうした生のあり様は、私たちの日常的な生を振り返ってみても常識的に納得できるものである。例えば「受験に失敗した」という一つの思い出は、話す場面に応じて、「だからその後の人生でも失敗した」という筋書きで語られることもあれば、「そこで苦労したからこそ、その後の人生はうまくいった」と語られることもありうる。すなわち、私たちは常に相反する複数の筋書きを同時に胸の内に抱き、その都度その一つを選びとっては、それを自分の人生として語っているのである。

実際、個人史を尋ねるインタビュー調査においては、以前からこうした現象はよく知られている。しばしば、インタビュアーは、同じ人物に複数回のインタビューを行うなかで、同じエピソードが細部を変えて繰り返されたり、時にはまったく別の解釈を伴って提示されたりする場面に出会う。社会学者の小林多寿子は、こうした現象を、インタビューを重ねることで、話し手と語り手との関係が変化し、それによって語り手の経験の表現に〈深さ〉が見られるようになるからだ、と説明している（小林 1992）。事実、山崎さんの事例でも、息子への継承、夫への気遣い、夫の協力が得られないことによる抗がん剤治療の断念、といった「話の続き」は、二度目のインタビューで初めて語られた新たなエピソードであった。

小林によれば、これら「ヴァージョンのある話」の存在の基底には、状況に応じて提示される様々な自己の存在があり、語りを考察する際には、それらを総合して考える必要があるという。この指摘の背景にあるのは、近年の社会学や社会心理学で強調されている、多元的な自己像である。[6] すなわち、自己というものがそもそも首尾一貫した整合性のあるものではなく、その「成り立ちが個々の場面に依存し、多元的である」という認識がそれである（片桐 2000：200）。だとすれば、私たちは患者の個人史についても、それを固定的なものとして一元的に把握しようとすることを慎まなければならない。

複数の自己を生きる自由

最後にこのことと関連して、山崎さんが緩和ケア病棟に短期入院していた際のエピソードについて触れておきたい。彼女はこの時期のことをインタビューのなかで以下のように振り返っている。

山崎：もう入院するほどではないですと言われて〔緩和ケア病棟から〕帰されて。その入院生活というのは、あんまりよくなかったね。……もちろん個室で、きれいで、天国に一番近い階で、空が近い感じもしたけど。何ていったらいいかな。テンションが下がるのね。……なんだここはって思って。あまりにも精神的なケアというものが下がっているんです、あそこ。看護師もお医者さんも、死ぬことだけを意識して患者に接するんですよ。でしょ。死ぬために行くんですもん、あそこ。

この病院では最上階が緩和ケア病棟となっており、入院した患者はきれいな個室を与えられ、充実したケアが受けられる。しかし、彼女はその環境に「テンション」が下がってしまい、自宅に帰ってきた。もちろん、ホスピスで働いているスタッフにとって、そこが「死ぬために行く」場所だと言われれば、それは誤解だと言いたくなる。しかしここで問題になっているのは、「ホスピスの正しい理解を」といった一般的な議論ではない。山崎さんにとっての問題は、ホスピスにいる間、周囲の人間が「死ぬことだけを意識して」自分に接しているように感じられたという、その一点にある。これはすなわち、自分の存在が、「死にゆく人」という一つの自己のあり方に追い込まれていくことへの違和感ではなかったのだろうか。

もちろんこの当時、すでに山崎さんは熟慮の末に積極的治療を断っており、自分の死が近いことをはっきりと意識していた。しかし実際には、「死にゆく過程」は、死という一点に向かう定まった線ではない。山崎さんのなかには、「もしあのとき積極的治療を選んでいれば」という思いがあり、「何か別の治療法が見つかれば」という思いが消えているわけではない。また、山崎さんにとっては、病気以降の生の歩みは、夫と息子に対する失望と期待が入り混じった複雑な感情を生きる時間でもあった。

すなわち、患者にとっての死にゆく過程とは、死を意識して生きるだけの単純な過程ではないのである。もちろん、死を意識せざるをえない状況にあることはいうまでもない。しかしそれは同時に、最後まで奇跡が起こるかもしれないという期待を保持し続ける過程であり、病気を忘れて家族や友人と良い時間を過ごす過程であり、時には何の目的もなくただいたずらに時間を浪費する過程でもある。そのそれぞれの局面において自己のあり方は多様であり、それは決して均一なものではない。それが、「ホスピス患者らしさ」を求められたときに、しばしば「一つの過程を歩む一つの自己」へと追い込まれることになる。少なくとも、本人にはそう感じられる。だとすれば、ここで山崎さんが「テンションが下がる」と述べていることの背景にあるのは、こうした多様な生のあり方を許容しきれない「場の雰囲気」への違和感だったのではないだろうか。

4 「死にゆく過程」と生の豊かさ

以上ここまで、山崎さんの語りに即して、厳しい予後を告げられた後の患者の「生き方」を検討してきた。その過程で、患者の表面的な意思決定の背後にある価値観や選好、とりわけ個人史に裏打ちされた死生観の重要性が示唆された。また同時に、そうした価値観や選好が必ずしも揺るぎのないものではないこと、場面に応じて多様でありうることを指摘してきた。以上の検討から浮かび上がってきたのは、第1章で述べたような「洗練された管理システム」がホスピス・緩和ケアを覆うことを避けるためには、患者の個人史に対する配慮を徹底すると同時に、患者が様々な軌跡を描く複数のシナリオを同時に生きる自由を保障することが欠かせない、という点である。このことをふまえると、「死ぬことだけを意識して患者に接する」態度は、患者の生の豊かさを「死にゆく人」という役割に矮小化してしまう点で問題がある。

ところで、「複数の自己を生きる自由」は、「患者が「主」である」という点と並び、しばしば「在宅の良さ」として語られる「日常性が維持されることによるQOLの向上」という点とも深く関わっている。これに関連して、第1章でも触れた、病院から自宅に帰ることで元気を取り戻した女性の事例について再度触れておきたい。この女性は、病院では「終末期患者」という一つの役割しか与えられていなかったが、自宅に戻ることによって、「母」「妻」という複数の役割を取り戻すことができたのである。ここで示されているのは、日常性の回復によって、患者は「死にゆく人」以外の役割を積極的に生きることが可能になる、ということに他ならない。

もっとも、患者が「死にゆく過程」以外の生を生きることができること、そのこと自体は本来的には場所に縛られる話ではない。緩和ケア病棟はもとより、一般病棟であっても、様々な創意工夫によって、豊かな「場」を作り出すことはできる。(7) 例えば、ある施設ホスピスでは、専任のコーディネーターを置き、ボランティア活動に力を注ぐことによって、患者が施設にいても様々なタイプの人々と出会い、交流できる仕掛けを作っていこうとしている（補論2）。こうした取り組みは、施設であっても、「複数の自己を生きる自由」を担保していこうとする試みだと見ることができる。出会う人が多様であればこそ、私たちは様々な自己を生きることができるのだ。この点で、死にゆく過程を生きることとは、今ここにある日常生活を「生きること」と地続きの社会的な営みなのである。

第4章　受け継がれていく生——死にゆく者と看取る者との関係の継続

第3章では、積極的治療の断念に関するある患者の語りを詳細に分析しながら、医療上の意思決定の背景にある個人の死生観や価値観の多層性を示してきた。これに引き続き、本章では、この事例を出発点としつつ、より広い視点から死にゆく者と看取る者との関係性に関わる課題を検討していくことにしたい。なかでも本章が焦点をあてるのは、死にゆく過程において特別な位置を占めている「後に何かを遺すこと」に関わる問題群である。実際、前章で提示した患者の語りにおいても、患者が症状悪化に伴い、自らの死期を自覚した直後に表面化したのが、「意思の継承」に関する息子とのトラブルであった。

これは一つには、終末期患者にとって自分の死後に何かが継承されていくことを確認することが、死に対する不安への対処戦略となりえる、という事実と関係している。言い換えれば、死に直面した人間にとって、自分がこの世を去った後に自分と関係する何かが生き続けることは、ある種の「死を超えた希望」となりうる、ということである。かつて宗教学者の岸本英夫はこのタイプの死生観を「自己の生命を、それに代わる限りなき生命に託するもの」として概念化し、その具体例として芸術家や作家にとっての「作品」や親にとっての「子や孫」を挙げた[1]（岸本 1973）。これはとりわけ、死後世界に関する宗教的な世界観が説得力を失いつつある現代社会においては、より世俗的な「生命の永続性」に関する説明として広く受け入れられる「死生観」の一つである。事実、亡くなった人が後に遺された人々の「心のなかで生き続けている」という表現は、死後世界や魂の実在の問題と関わりなく、多くの人にとって受容可能な言明であろう。

しかしその一方で、こうした継承関係の「実現」という面に目を向けると、いくつかの深刻な困難が生じてくる。実際、前章で紹介した患者の事例においても、結局のところ「意思」を継いでほしかった息子は母親の期待に応えることはなく、その意味では継承は「失敗」に終わっている。この背景にあるのは、そもそも多世代同居や職業・信仰の世襲を前提とすることができないような社会環境において、何であれ世代を超えた継承関係自体が危機的状況にある、という事実である。また、さらに踏み込んで考えてみるならば、そもそも継承の問題が何かを手渡す側からの一方的な「要求」という形をとるとすれば、その実現はどうしても不確かなものにならざるを得ない。言い換えれば、死にゆく者が看取る者に何かを託すことは、死にゆく者にとっては「死を超えた希望」となるかもしれないが、それを受け継ぐかどうかはあくまでも看取る者に委ねられているのである。この点で、死の臨床における継承性への着目は、死にゆく者の不安を軽減するうえで大きな可能性を秘めているものの、その「実現」はそうたやすいことではない。

そこで以下では、次のような手順で継承関係の持つ可能性と課題について議論を進めていくことにしたい。まず第1節では、現在終末期ケアや死別ケアの臨床において現れつつある新たなアプローチを紹介し、それが死にゆく者と看取る者との関係の継続への支援という視点を共有していることを確認する。そのうえで、前章の患者の事例に戻り、その後の経過についてインタビュー・データに即した整理を行い、そこから見えてくる継承性の支援に関わる課題について、より広い視点から検討する。結論を先に述べておけば、本章では「後に遺す」「受け継いでもらう」という継承に関わる希求を、それと同時に「その行く末を相手に委ねる」という側面を含むものとして位置づけることを試みる。それではさっそく議論に入っていくことにしよう。

1　終末期ケア・死別ケアにおける継承性へのアプローチ

ディグニティ・セラピーの「新しさ」

近年、終末期患者に対する精神的ケアにおいて、死にゆく者が看取る者に何かを「遺す」という点に着目した新しい試みが始まっている。例えば、そのなかの有力なアプローチの一つとして、カナダの精神科医ハーヴェイ・マックス・チョチノフらが開発した「ディグニティ・セラピー（dignity therapy）」を挙げることができる（小森・チョチノフ 2011；Chochinov 2012＝2013）。終末期患者はときと

表4－1　ディグニティ・セラピーの質問項目

あなたの人生において、特に記憶に残っていることや最も大切だと考えていることは、どんなことでしょう？　あなたが一番生き生きしていたのは、いつ頃ですか？
あなた自身について、大切な人に知っておいてほしいこととか、憶えておいてもらいたいことが、何か特別にありますか？
（家族、職業、地域活動などにおいて）あなたが人生において果たした役割のうち、最も大切なものは、何でしょう？　なぜそれはあなたにとって重要なのでしょう？　あなたはなぜそれを成し遂げたのだと思いますか？
あなたにとって、最も重要な達成は何でしょうか？　何に一番誇りを感じていますか？
大切な人に言っておかなければならないと未だに感じていることとか、もう一度話しておきたいことが、ありますか？
大切な人に対するあなたの希望や夢は、どんなことでしょう？
あなたが人生から学んだことで、他の人たちに伝えておきたいことは、どんなことですか？　残しておきたいアドバイスないし導きの言葉は、どんなものでしょう？
将来、大切な人の役に立つように、残しておきたい言葉ないし指示などはありますか？
この永久記録を作るにあたって、含めておきたいものが他にありますか？

出典）小森・チョチノフ 2011: 58

して、「生きていても仕方ない」、「何のために生きているのかわからない」といった実存的な苦悩を表出する。ディグニティ・セラピーは、これを和らげるために考案された新たな心理療法である。

チョチノフは、まず終末期患者に対するインタビュー調査を行い、患者にとって、「ディグニティ（尊厳）」という言葉が何を意味するのか、それはどのように維持できるのか、という点を明らかにした。彼は、そこで得られた回答をもとに、ディグニティに関わる要因をリストアップし、それぞれに対応したケアの指針を示している（Chochinov 2012: 38-40＝2013: 36-7）。ディグニティ・セラピーは、そのなかでも、患者が何かを「遺すこと」に着目して、「ディグニティ」の維持を支える援助技法の一つである。

ディグニティ・セラピーの具体的な内容は以下のとおりである。まず患者は、質問リストに従って「自分にとって最も重要な事柄」や「一番憶えておいてほしい事柄」について話すよう促される（表４-１）。患者はこれらの問いに答えていくうちに、自分の人生のなかでもっとも重要な局面を掘り下げていき、そのなかから「憶えておいてほしいこと」や「伝えておきたいこと」を発見していく。これら一連のセッションはすべて録音され、後に患者の希望を加えて編集されたうえで、最終的には患者のもとに文書の形で送付される（チョチノフはこれを「生成継承性文書[2]（generativity document）」と呼ぶ）。これによって患者は、自分の人生の意味を再確認するとともに、できあがった文書を家族や友人などに手渡し、自分にとって大切なことを伝えることができるという。

もちろん、終末期ケアの現場においては、これまでにも患者が自らの人生を振り返り、それを意味づけ直すことに着目した援助技法はさかんに試みられてきた。例えば、回想法（ライフレビュー）が終末期患者の助けになることはよく知られている。回想法は、もともと高齢者に対する心理療法としてアメリカの精神科医ロバート・バトラーが一九六〇年代に開発したもので、患者が過去の人生を整理し、その意味を探求することで、人格の統合を図ることを目的としている（黒川 2005）。こうした「振り返り」は、高齢者のみならず、人生の意味や目的の喪失に苦しむ終末期の患者にとっても、有効なアプローチの一つである。

しかし、回想法においては、患者の語りが、もっぱら本人の自尊心を高め、アイデンティティを維持するという観点からのみ評価されてきた。言い換えるならば、回想法の焦点は、あくまでも患者個人の自己認識を強めることにあり、患者が周囲の人々に何かを遺すことを支えることにはない。回想法において振り返られる過去は、その当人にとっての意味という観点から評価されるものであり、援助者の目線は個人としての患者に集中している。これに対して、チョチノフの実践は、語られたことを家族や友人と共有する、すなわち「受け継ぐ」という側面から、患者の語りに注目している点で、これまでのアプローチとは異なっている。(3)

死別ケアにおける「絆の継続モデル」

さらに近年、死別ケアの文脈においても、ディグニティ・セラピーと同様の観点を持った取り組みが進められている。伝統的な死別ケアにおいては、古くはフロイトの「喪の作業(グリーフワーク)」論に見られるように、死別の悲しみを克服するためには、故人に対する愛着から自由にならなければならない、と考えられていた。すなわち、死別体験者が悲しみを乗り越えるためには、故人がすでにこの世にいないという事実を受け入れ、新しい対象にその愛着を振り向けることが必要だと主張されてきたのである。

しかしながら、一九九〇年代以降の様々な研究は、こうした伝統的な悲嘆モデルが、必ずしも有効に機能しないことを明らかにし、そのなかからいくつもの新しい悲嘆モデルが生み出されてきた。その有力な潮流の一つが、「絆の継続モデル」である(鷹田 2006)。このモデルの提唱者たちは、故人との絆を継続することは正常な悲嘆プロセスの一部であり、必ずしもその絆を断ち切る必要はない、と主張している。すなわち、新しい悲嘆モデルにおいては、死別後も故人との関係性が継続していくことは病的な状態ではなく、むしろその関係がどのように変化し、何に影響を受けているのかを明らかにすることに注目しなければならない、とされているのである。例えば、こうした新たな悲嘆モデルに基づく死別ケアを実践するロレイン・ヘツキとジョン・ウィンスレイドは、以下のように述べている。

生物学的死は、沈黙と同等ではない。人々の声は、死の後でも彼らの発話の痕跡、他の人々の話、そして彼らの言葉への返答の中で、聞かれ続けているのである。これは、生活にとって何を意味するのだろう。誰かが死ぬ前に私たちが彼らと交わした会話によって生まれた意味に、私たちがこだわり続ける限り、その意味は生き続けるということだ。極めて明らかな意味として、人々は、死後も言葉の中で、また言葉を通して生き続けることができるし、死んだ人と私たちの関係は、棺桶のふたにくぎを打ったからといって、終わったと考える必要はないのである。（Hedtke and Winslade 2004：42＝2005：63）

以上の考え方に基づいて、ヘツキとウィンスレイドは「人生のリ・メンバリング（re-membering lives）」というアプローチを死別ケアに導入することを提案する。すなわち、人生を「会員制のクラブ」にたとえ、死者をそのクラブから排除する代わりに、「思い出し／再びメンバーに加える（remember/re-member）」という視点がそれである。こうしたアプローチを採用するならば、死者のことを忘れたり、死別の悲しみを「乗り越え」たりする代わりに、死者との関係を維持し、他者と共有し、折に触れて振り返ることを支援することが死別ケアにとって重要な実践となる（Hedtke and Winslade 2004: 85–94＝2005：117–28）。

このように、人間の死を単なる「終わり」ではなく、死別を契機とした関係の組み換えと捉え、死にゆく者から看取る者への「受け継ぎ」をサポートする視点は、ディグニティ・セラピーと共通するものである。ディグニティ・セラピーが終末期患者の視点から、「遺すこと」を支えるものだとすれば、絆の継続モデルに基づく死別ケアは、遺族の側からそれを「受け継ぐこと」を支える試みである。終末期ケアの現場において、これらの取り組みはまだ始まったばかりだが、いずれも死にゆく者と看取る者との関係の継続を支えるという観点から死の不安や死別の悲しみの緩和を試みている点で、注目すべき取り組みである。

ただしその一方で、これらの実践においては、まずは専門家の援助によって当事者が「遺すこと」に関して思いを表出することが第一におかれており、その先にある継承関係の実現化、という側面はあまり考慮されていない。そこで以下では、前章で取り上げた患者（山崎さん）の事例に再度立ち戻り、実際に実現困難な「受け継ぎ」が提案されるケースについて検討することで、「受け継ぐこと」の支援の先にある課題を検討することにしよう。

2 「受け継がれない意思」とどう向き合うか

前章で見たように、多発性骨髄腫の末期と診断された山崎さんは、積極的な抗がん剤治療を断念し、自宅での療養生活を選択する。しかし症状の悪化に伴い、自分の死がいよいよ近いことを自覚するに至って、息子との大きなトラブルが生じることとなる。すなわち、彼女は息子を呼び出し、自分の「意思」を継ぐように強く求めたが、息子はこれを拒否し、一時期は弁護士を呼ぶ騒ぎになったのである。山崎さんが具体的に求めたのは、家に戻り、自分の信仰と夫の世話を引き継ぐことであったが、すでに別の場所に居を構え、子どもや妻と暮らしている息子にとって、これは到底受け入れられない提案だった。

以上のエピソードは、いくつかの点で本章のテーマに関して重要な論点を提示している。第一は、すでに前節で述べたように、自らの死に直面した人間にとって、病気の進行や死の不安だけではなく、「後に遺される者との関係」が主たる関心事となりえる、という点である。実際、山崎さんはこの出来事が闘病生活において「もっともつらいこと」の一つであったと後に振り返っている。

第二は、受け継がれるものの多義性である。ここで「意思」と呼ばれているものの内実は、少なくとも「自宅を含む財産」「自分を支えてくれた信仰」「病弱な夫の世話」という三つを含んでいるが、これらはいずれも彼女自身の個人史と密接に関係している。信仰や夫との関係はもちろんのこと、普通は単なる「物的な遺産」として扱われるであろう「自宅を含む財産」についても、山崎さんの場合は「自宅で開業し、寝ないで働いた記憶」を象徴するものとして位置づけられている。この点で、前節で見た心理療法的なアプローチは、主に言葉を用いた「思いの継承」に焦点をあてているが、実際にはこのようにモノに託す形で「思いの継承」が試みられることがある。とりわけ、日本における「自宅」の継承は、単なる不動産の相続というだけではなく、シンボリックな意味で「家を継ぐ」ことを意味する場合がある。

第三は、以上のように主題化され、多義的な内容を含む継承の要求は、しかしその一方で、受け取るべき者からの拒否にあう可能性がある、という点である。この点で、前節で見た心理療法の焦点は、基本的には継承関係のコミュニケーションの「開始」に関わるものであって、その後のコミュニケーションの進行や帰結を問題にはしていない。もちろん、多くの場合には死にゆく者からのメッセージはそれ自体が好意的に受け止められるものであり、特に回答を求められないようなものも少なくない。しかしその一方で、山崎さんの事例が示すように、継承への希求のなかには、渡す相手を何らかの意味で拘束するような要求が含まれることがあり、それに対して返答が義務づけられてしまうような場合もある。とりわけ、これは物的な財産や仕事上の役割の継承と絡めて「意思」の引き継ぎが求められるような場合には、頻繁に起こると考えられる。そこで以下本節では、山崎さんの事例に即して以上の問題を改めて検討していくことにしたい。

山崎さんの事例再訪

山崎さんへのインタビューにおいては、意思を継がない息子とのやりとりは、もっともつらい出来事の一つとして位置づけられ、大きなトラブルに発展したことが語られる一方で、その後の顛末は比較的簡潔に語られている。

＊＊：あの、息子さんと、継ぐ継がないとかっていう話が出たっていうのは、なんかきっかけはあったんですか？
山崎：いや、息子が家建てちゃったんですよ。そうすると、ほら、そっちの環境がいいみたい。
＊＊：ああ、はい、はい。
山崎：だから、嫁も「ここ離れたくない」って。子どもも三人いるし。
＊＊：うん、うん。
山崎：まあそれは、説得したけど、まあ好きなんでしょう。そんなこと、死ぬ人がね、いちいち悩んでたってしょうがないし。

ここでは主に息子が自宅を別の場所に建ててしまったこと、またそれに伴い、妻や子どももその場所を離れたくないと考えているという事実に触れて、息子が「家に戻る」という選択肢の難しさを山崎さんが理解するという形で話が進んでいる。ただし、別の箇所ではこの経緯について、以下のような「理由」がさらに付け加えられている。

山崎：で、私の考えがね、でもな、この馬鹿息子は、ほんとにどうしようもないなと思って。でも、こうやってね。「俺〔＝息子〕は金ねえけんども、毎週〔母親のところにお見舞いに〕来て〔いるんだ〕」。よう考えてみたら、ま、私が育てたんだから、これは私が悪いんだから。
＊＊：はは（笑）。
山崎：まあね、いいなって思って、息子は息子の人生なんだ。私は私でやる。ね、こういう人生だと思って。息子にそういうこと強要したり、まあ、ちょっと私もね、傲慢だった。
＊＊：ああ。
山崎：気が付いた。

ここで語られているのは、母親との関係の重要性を強調する息子の言葉を契機として、山崎さんのなかで、それまでの息子の否定的側面がいったん背景に退き、肯定的側面に目が向くようになるプロセスである。先に見たように、基本的に山崎さんの語りにおいては、息子は「一時期道にそれた」存在であり、自分の「意思を継いだ」娘とは対比的に位置づけられていた。しかし、ここではその息子の否定的側面を自分の責任として引き受けつつ、自分と息子は違う存在であることを積極的に許容しようとする心の動きが示されている。しかもこの動きは、自身の継承に対する要求が「傲慢」であったことへの反省をも含みこむものであった。すなわち、このやりとりを通じて山崎さんは、息子を一方的に自分の考えを押しつける相手から、「互いに影響し合う近い存在」であり、それぞれが独立した主体である、と捉えなおすようになっているのである。

続けて山崎さんは、息子に戻ってきてほしかった理由を一通り説明したうえで、その後やや唐突に「先のことを考えても仕方がないし、この後はきっと物事は悪くならない」という趣旨の発言をしてこの語りを終えている。

山崎：うん。だから、どうせお父さん、ここで一人でいたって、自分で何にもできないんだから。そんなことを、当分もう先のことを考えてたってさ、しょうがないから。

＊＊：うん。

山崎：後はみんな、でも、ま、なるようになるさと思って、後は、悩まないで心配もしないようにしたほうが、うん。自然でいいなってね。

＊＊：うん。

山崎：いろんなふうに、物事がそんなに悪くはなっていかないでしょうっていうような、私の考えがあります。それがわかったの。

＊＊：ああ。いいほうに（笑）。

山崎：いいほうにいく人だから（笑）。

ここで図らずもインタビュアーが「いいほうに」と相槌を打っているように、最後の山崎さんの発言は、彼女の語りのなかで頻繁に出てくる「これまでの生の肯定」の語りを繰り返したものである。

これはすなわち、自分の人生の選択を「これで良し」と肯定するものであり、ひとまずは、その姿勢が息子との継承関係についても適用されていることが確認できるだろう。

「目的としての死」と「結果としての死」

さて、それでは私たちはこの経過をどのように理解することができるだろうか。このエピソードを表面的に見た場合には、そもそも車で三〇分程度とはいえ、すでに別の場所で生活している息子に対し、「家に戻ってきて私の後を継ぎなさい」という要求自体が過大であり、それは当初から「失敗」を運命づけられていた、と理解することもできる。しかしその一方で、この「失敗」に終わったやりとりをきっかけに、息子との関係の実質的な再編が起き、最終的に山崎さんに一つの「納得」をもたらした点は「成功」と見ることもできるかもしれない。事実、山崎さんの語りのなかでも、この変化によって息子に対して、それまでの「思うように育てられなかった」という側面が後景に退き、その代わりに「それでも私が育てた」という側面が前景に出てきていることが確認できる。

しかしそれ以上にここで着目したいのが、山崎さんの語りのなかで、継承関係に関する「今後の見通し」が自分のコントロール外の出来事であることが自覚され（「息子は息子」「なるようになる」）、それと同時に準拠する時間軸が遠い将来から現在に引き戻されている点である（「先のことを考えたって仕方ない」）。すなわち、ここには継承関係に関して、自分が引き渡したものを将来にわたってコントロールしたいという側面からの緩やかな撤退が認められるのである。本章ではこの転換こそが、実は継承関係の捉えなおしを引き起こしているのではないか、という解釈を提示してみたい。そこで以下ではこの解釈を補強するための一つの補助線として、日本思想史学の桐原健真による「志の継承」の二つのモードに関する議論を見ていくことにしよう。

桐原は、若くして死を迎えることになった吉田松陰の死生観に着目し、その特徴を「死して不朽（死而不朽）」という言葉に見いだしている。それは「たとえ自分が不幸にも道半ばにして斃《たお》れたとしても、同志たちが自分の志を継承してくれるならば、この有限なる生も永遠であって、死んでも朽ち果てることはない」という観念である（桐原 2009：196）。いうまでもなく、この発想は本章の冒頭で見た「自己に代わる限りなき生命」に希望をつなぐタイプの典型的な死生観であり、松陰の場合は「政治的主張」の継承がそれにあたる。しかしこの発想は、現世での「志の継承」が望めなくなったときに、死そのものの自己目的化をもたらすことになる。松陰について言えば、安政の大獄のなかで、彼の過激な言動が仲間の離反を生み、その政治的主張を継承する人間がいなくなった時点でこれが生じた。ここにいたって彼の発想は、「死んでみせることで仲間の決起を促す」という、死を革命の「手段」と見るものへと変質していくことになったのである（桐原 2009：197）。

しかしその後さらなる転換が生じ、最終的には松陰は仲間への志の継承を強要するための手段として自身の死を位置づけることから離れ、むしろ継承されるに足る自己の生の実現を追求するという考え方に至る。(4) 桐原はこの変化を「目的としての死から結果としての死」への転換と捉え、それを端的に示すものとして、以下の書簡を引用している。

他人の評価はどうであれ、自分は自然に任せると決めた。死を求めもせず、死を辞しもせず、獄にあっては獄でできることをする。獄を出ては出てできることをする。時勢（時流）を言うようなことはしない。できる事をして行き詰れば、また獄なり、処刑場なり行くところに行く。（桐原 2009：199）

こうした認識をベースに、おそらくは日本人の遺書としてもっとも著名なものの一つである松陰の「留魂録」の一節は記されることになる。すなわち、人間の一生を四季に例えたうえで、すべての人生がそれ自体として「完結したものであり」「必ず何らかの果実をもたらすものである」と見なす考え方がそれである。

……わたくしの身をもって言えば、今は出穂し、そして実る時である。どうして哀しむことがあるだろうか。なぜならば、人間の寿命は定まりがない。穀物が必ず一年間の四季を経るようなものとは違い、十歳で死ぬものは、十年のなかに四季があり、二十歳なら二十年の四季が、三十歳なら三十年の四季がある。五十歳、百歳は五十年、百年の四季がある。……人間の一生には四季がすでに備わっており、出穂すれば実るものである。その中身が空であろうとなかろうと、わたしの関知するところではない。もし同志のひとびとでわたしの心を憐れみ、これを承け継いでくれる人がいれば、それは、後の種子が絶えることなく、おのずから実を結んでいく年々と同じようなものである。（桐原 2009：200）

以上の記述のうち、とりわけ本章での検討にとって興味深いのは、後の世代が生み出された果実を受け取るかどうかは、「遺す側」のコントロールを超えたものである、ということがはっきり示されている点である。すなわち、ここでは遺すことの本質が「託す」ことにあると明確に意識されているのである。

未来をコントロールすることからの脱却

以上をふまえて再度事例に戻ってみると、時代背景はもちろんのこと、継承を求める「内容」においても両者の間には大きな隔たりがあるにもかかわらず、構造としては類似の死生観の転換を山崎さんの事例にも認めることができる。すなわち、当初は息子が自分の意思を継ぐべきだ、という発想によって継承関係が語られていたものが、やがてそれは息子自身が決めることであり、しかもそのような先のことを考えていても仕方がない、という方向に考えが変化していく。これはまさに自身の死に伴う「意思の継承」の自己目的化からの離脱である。しかも、両者はともに継承の自己目的化から脱却したとたんに、遠い未来から現在の生へと視点が移っている。ではなぜこのような時間軸の移動が起きるのだろうか。以下ではこのことを考えるための一助として、死に直面した人間の「希望」に関する哲学者の清水哲郎の論考に触れておきたい（清水 2001）。

清水の議論は以下のようなものである。一般的に死に直面した人間の希望として挙げられる「病気が治る」「死後世界がある」といった時間軸の延長による「希望」は、いずれも実際の医療現場では困難に直面する。「治る」という希望についていえば、終末期の患者にとっては、もしそのような「希望」

を持つとすれば、死にゆく過程はその希望が次々と打ち砕かれるだけの過程になってしまう。これに対し、「死は終わりではない、その先がある」という希望についていえば、少なくとも医療という公共的な営みのなかで、そのような「根拠なき希望的観測に過ぎない信念」を採用して患者に希望を持たせることはできない。それゆえ、希望を見いだすとすれば、それは原理的に「目下の生それ自体」でしかありえず、その内実は「現状への肯定的な姿勢を最後まで保つ」ことを意味する。それでは、このように「希望」を理解した場合、遺すことへのこだわりはどのように位置づけられるだろうか。この点について、清水は以下のように述べる。

人は今度はここで何かを「遺す」ということにこだわることがある――「生きた証を遺す」とか「人は死んで名を遺す」というように。もちろんこうしたこだわり自体に否定的な考え方もあり得るが、「遺す」ということは結局、終わりに到るまでの生を通して行うことであり、その生の意義をそのようなアスペクトで見ていると理解するならば、これも希望を目下の生自体に見出す仕方の一つということになるだろう。（清水 2001：2）

以上の指摘は、なぜ「託す」側面が前面に出ると、現在へと時間軸が移動するのか、ということを理解するうえで、一つの視点を提供してくれる。というのも、上記の清水の指摘は、逆にいえば、遺すことへのこだわりが、「目下の生」に希望を見いだす仕方とはならない場合（「生の意義をそのようなアスペクトで見ている」とは理解できない場合）があることを示唆しているからである。実際、本章で見てきたように、「遺すこと」は時として「目下の生」を手段化し、将来にわたって他者をコントロールしようとする方向へと展開していくことがある。この場合、「目下の生」はもはやそれ自体を生きることが「目的」とはならず、ましてや「現状への肯定的な姿勢」を保つことはできない。これに対して、桐原の言う「継承されるに値する生を生きる」というモードにおいては、むしろ「目下の生」こそが主題化され、将来の他者による継承は、もはや遺す側の「関知するところ」ではなくなる。

ここまでの議論をふまえて、継承関係について以下のような整理をしておきたい。そもそも「受け継いでもらう」という行為は、受け継いでくれる人にその対象を託さざるを得ない、という意味で、きわめて不確実なものである。この点で、継承性には、「受け継いでほしい」という願いとともに、「受け継ぐ側に委ねること」の承認という働きが含まれる。だとすれば、死にゆく者を支援する側ができることは、思いの継承を「実現する」ことではなく、当事者が今ここで「受け継がれるに足る生」を生きることを支援することである。この視点に立てば、そもそも山崎さんの事例は継承関係の「失敗」とは捉えられず、むしろ継承に関する理解の成熟の過程として捉えることができるのではないか。

3　多様な継承関係へ

以上ここまで、現在終末期ケアや死別ケアの現場で始まっている、死にゆく者と看取る者との関係の継続に着目した取り組みの意義を整理したうえで、具体的な事例に即しつつ、継承の実現の困難という問題をどう考えるべきかについて述べてきた。そこで最後に、本節ではここまでで十分触れることのできなかった継承に関する二つの論点について、特にその臨床的な意義を確認したうえで、本章の記述を終えることにしたい。

継承性への社会的アプローチ

本章では、ここまで主に患者と家族や友人など親しい人との間での継承関係の問題を扱ったため、それ以外の「見知らぬ他者に対して何かを遺す」という点については十分に議論していない。ただしこの論点は、臨床現場においても、何かを伝えるべき相手が身近にいない患者の支援に関わる際には、重要な意味を持つ可能性がある。実際、本章で取り上げた山崎さんの事例においても、インタビュー後の医療者の訪問に際して、彼女は自分の経験がインタビューを通じて「誰かのためになる」ことは、「生きる意味につながる」と力強く語ったという。

この点で、必ずしも患者が何かを遺すことを支援するために行われているわけではないものの、近年取り組みが進められている、患者の体験を社会的な「公共財」とするような仕組みづくりは、結果としてこうしたニーズに応えるものになっている。例えば、二〇〇一年にイギリスで始まった、患者の体験談に関する網羅的なデータベースであるディペックス（DIPEx）は、その代表的な試みの一つであろう(5)。また、日本独自の取り組みとしては、二〇〇六年から公開されている「闘病記ライブラリー」

の存在を挙げることができる（http://toubyoki.info/）。これは闘病記専門の七〇〇冊のブックガイドサイトであり、「がん」「脳の病気」「心の病気」といった一二の分類に従って、闘病記の概要が把握できるようになっている(6)。

もちろん、これらの試みは、データベース構築のためのインタビューに協力したり、闘病記を執筆している患者当人のサポートとして考案されたものではなく、あくまでもそれを必要としている患者・家族や医療者の役に立つよう考案されたものである。しかし、それは同時に患者自身が社会に向かって何かを「遺すこと」を支える試みにもなりうる。というのも、身近な他者だけではなく、見知らぬ他者によって何かを受け継いでもらうことは、死に直面する患者にとって、一つの心の慰めとなる場合があるからである。この点で、継承関係を支える際には、身近な他者に加えて、社会に何かを遺す、という側面が関係しうることを心にとめておく必要があるだろう。

継承性を支える場

加えて、こうした継承関係の支援を考える際に避けて通れないのが、専門家の関与をどう考えるか、という論点である。例えばディグニティ・セラピーであれば、この手法に精通した医療者やカウンセラーの関与が必須となると考えられるが、こうした関与は「遺すこと」を支援する際に本当に必要不可欠なのだろうか。この点に関連して、「看取りの場を通したコミュニティの再生」を掲げて在宅ホスピスの実践を進めている医師の二ノ坂保喜は、以下のように述べている。

「死への準備教育」や「思い出を残す」ということは、ケアの提供者が主体的に行うといった種類のものではないと考えます。わたしたちはそのような場を支えるという立場にあると思います。実際に「死への準備教育」や「思い出を残す」という作業は、患者本人と家族との関係から発生するものだと考えています。（二ノ坂 2005：105）

すなわち、二ノ坂によれば、死にゆく者から看取る者への「受け継ぎ」について、ケアの提供者が担うべき役割は、患者と家族の間で、患者の暮らす地域のなかで、自然な形で「遺すこと」、「受け継ぐこと」が可能となるような「場を作る」ことにある。また同様に、医師の矢津剛は、地域のなかで終末期患者が暮らしていけるように、症状を緩和し、悲しみを和らげ、死と死にゆくことをネガティブに捉えないような見方を提示していくことで、終末期患者は「若い世代を含めた、残されていく人々への心強い「語り部」」として自然と生きていくことができると指摘する（矢津 2005：18）。

二ノ坂や矢津の指摘は、継承関係が本来的に困難を抱えつつある現代においては幾分か楽観的なものかもしれないが、彼らが専門家の役割を「場の形成」に限定している点は興味深い。実際、他の在宅緩和ケアに従事する専門家の記述にも、看取りが自宅で進められる場合には、死にゆく者と看取る者とが生活をともにすることで、言語化しえない側面も含めて、自然と伝わるべきものが伝わっているとの指摘がある。(7) むしろこの点で、ディグニティ・セラピーなどのように専門家の援助を受けなければ死にゆく者と看取る者との関係の継続が困難になる、という状況はそれ自体が現代の継承関係の

「危機」を表していると理解したほうが良いのかもしれない。

いずれにせよ、私たちが生きていくうえでは、何かが「終わる」際には、常に誰かにそれを「引き継いでもらう」ことが大きな課題として現れてくる。運動会のリレーならば、走り終わった走者はバトンを次の走者に「引き継が」なければならないし、職場を変わるときには、後任の人に仕事の「引き継ぎ」をしなければならない。この意味において、死というものは、もっとも大きな「引き継ぎ」を求められる「終わり」なのだ、と考えることができる。だとすれば、そのとき、重要な課題となるのは、自ら何かを成し遂げるというよりも、むしろ次に続く人々に自分の「思い」を託していくこととなる。この点で、継承に関する問いは、自分の死を予期しつつ生きる時代における、もっとも重大な関心事の一つとなるのではないだろうか。

第5章　死者との邂逅——終末期体験としての「お迎え」

本書ではここまで、主に著者の行った患者インタビューのデータに基づき、死にゆく過程に特徴的に表れてくる問題群を詳細に検討してきた。しかしその一方で、以上のような患者インタビューで得られるデータには限界がある。というのも、終末期患者のうち、こうしたインタビューに耐えうる状態の患者の数は限られており、インタビューの時期も実際の臨死期よりはかなり前に設定されることが多いからである。この点で、実際に死が迫ったときの患者自身の体験について本人の語りをもとに分析することは難しい。そこで本章では、その代わりに、著者らが実施した遺族を対象とする別の質問紙調査のデータに基づき、家族の目を通じて観察された、終末期に特有の体験に光を当てることにしたい。

その際本書が注目するのは、患者や家族にとって、もっともシンボリックに「死の近さ」を感じさせることになる「お迎え」と呼ばれる体験である。(1)これは典型的には「すでに亡くなった人物との再会」を意味しており、広義には「終末期患者が自らの死に臨んで、すでに亡くなっている人物や、通常見ることのできない事物を見る類の体験」と定義される（諸岡ほか 2008：124）。いわゆる「臨死体験」の一種とも捉えられるが、意識レベルの低下を伴うわけではなく、とりたてて「あの世の様子」が問題にされるわけではないという点で、両者には違いが見られる。[2]

周知のように、日本語の「お迎えが来る」という表現は、単なる「送迎」という意味のほかに、「臨終を迎える」という意味で使用されることがあり、一部の医療現場においては、「縁起でもない」言葉として忌避されている。実際、外来通院患者と医療スタッフを対象とする質問紙調査から「お迎え」のイメージについて考察した傳田昌子らは、病院で医療関係者が「お迎え」という言葉を使うと、患者が「死」を連想して不安になるため、なるべく使用を避けるべきだ、と提言している（傳田ほか 2005）。

しかしその一方で、一部の終末期ケアの現場では、「お迎え」はむしろ日本的な死生観の表出であり、患者・家族にとっては肯定的に捉えられている、との指摘もある。例えば、石川県能登地区の訪問看護師に対するインタビュー調査を通じて終末期患者の死生観に関する考察を行った浅見洋は、能登の宗教的背景に触れつつ、「お迎え」という表現には「死後世界は信仰の対象に救い取られる場、死別した愛する者と再会する場であるという期待感を含んだイメージが随伴していた」と指摘している（浅見 2006：276）。また、仏教系のホスピスにおいて僧侶として勤務していた谷山洋三は、臨床で経験した数十例のお迎え体験に触れながら、「お迎え」は死後存続の明確な肯定と否定との中間に位置づけられる死生観の一つであり、「殊に日本的な特徴を示すと思われる」との理解を示している（谷山 2006：

244)。

本章の記述もまた、後者の関心と重なる部分が大きいが、後述するように、お迎え体験を日本の文化的・宗教的背景から演繹的に解釈することには慎重な立場をとる。むしろ本章で試みるのは、現在日本において「お迎え」として語られる体験の内実をデータに即して丁寧に記述したうえで、それが終末期ケアの提供に際して持っている意味を整理することである。そのために、具体的には以下のような手順で議論を進めていく。

まず、在宅緩和ケアの現場で報告されているお迎え体験の事例を紹介しつつ、この体験の特徴がどこにあるのかを明らかにする。そのうえで、著者らが実施したお迎え体験に関する質問紙調査の結果の概要を示し、お迎え体験の頻度や内容について整理する。以上の結果をふまえて、なぜこの体験が死にゆく者と看取る者にとって意義深いものとなるのかを考察することにしたい。

1　死の臨床とお迎え体験

在宅緩和ケアとお迎え体験

日本において、「お迎え」に着目することの重要性を指摘し続けてきた医師の一人が、序章で取り上げた岡部健である。(3) 実際、本章で取り上げる遺族調査の出発点も、岡部が出会った患者・家族の語るお迎え体験の数々にある。そこで以下ではまず、彼が挙げている事例を丁寧に振り返りながら、「お迎え」と呼ばれている体験の基本的な特徴を確認していきたい。

はじめに岡部が出会ったお迎え体験として取り上げられているのが、七〇代の男性患者Wさんの事例である。その詳細は以下のように記されている。

亡くなる一週間強前、岡部が患者の自宅で診察中に、W氏は壁を指さして「先生、あそこに、戦艦陸奥に乗っていて呉で爆沈された兄貴が見えるよ。何にも言ってくれないんだ」と言った。岡部が、「私はちゃんと見えるの？」と尋ねたところ、「先生のことはわかるよ」と答えた。そこで、ほかのことは正常に認識しているうえでの言動であると考えられた。（清藤ほか 2002：45）

このエピソードにおいて、岡部は終末期にある患者から、戦死した兄が見えるという訴えを受けて、それが認知機能の異常に関わるものか否かの確認を行っている。岡部によれば、病院勤務の時代には、こうした体験について患者から話を聞くことはなかったが、在宅での往診を始めてからは頻繁にこれらの語りに出会うようになったという(4)。そのため、当初は病気の進行に伴う認知機能の異常を疑っていた。しかし、実際には患者の認知機能そのものは正常であり、この場合でいえば、「亡くなった兄」が見えるという部分以外は通常と同じように認知されていることが確認されたために、次第に単なる認知障害ではないと考えるようになったという。これが第一の事例である。

次の事例は、しばしば岡部自身が印象的な患者として言及しており、序章でもすでに取り上げた二〇代の女性患者Oさんとのやりとりである(5)。

O氏は脳腫瘍で失明して以来、「校庭で遊んでいる」などの夢をよく見ていた。……O氏はある日、「夢におじいさんが登場した。「こっちに来い」って言われたんだけど、「子供がまだ大変なんだからまだ行きたくないよ、だから行かないよ」って言って追い返しました」と言った。O氏は、その後三～四ヵ月ほど存命した。（清藤ほか 2002：45）

先のWさんと同様、ここで語られているのもすでに亡くなった近親者との出会いである。ただしWさんのケースと違い、Oさんの場合には死者とのコミュニケーションが図られている点に注目したい。Wさんのケースでは、死者は何も告げずにこちらを見ているだけであるが、Oさんのケースでは、Oさんと祖父は言葉のやりとりを行っている。ここにおいて、岡部はお迎え体験において現れる「相手」がコミュニケーション可能な存在であることを知ることとなる。

最後の事例は、八〇代の女性Tさんである。Tさんの経験については、以下のように述べられている。

亡くなる数週間前、自宅の二階で寝ていたT氏のところに、娘さんがトントンと足音をさせて二階に上ってきた。するとT氏は、「今せっかく私の父ちゃん、母ちゃんがここに来ていたのに、お前の足音で消えてしまったよ」と言った。（清藤ほか 2002：45）

Tさんの事例は、Oさんの事例よりもさらに踏み込んだ内容となっている。というのも、Tさんの

「せっかく」という表現に見られるように、ここでは、亡くなった両親と再会することが、明らかに「喜ばしい体験」として語られているからである。こうした意味づけは、これら医学的には「異常」と判断されうる現象が、患者本人にとっては必ずしもネガティブな意味を持っていない、という点で、岡部にとっては衝撃的な出来事だったという[6]。

その後岡部は往診を続けるなかで、これらの体験が患者・家族の間で「お迎え」という表現で語られていることを次第に耳にするようになり、患者との日常的な会話のなかでも「お迎え」という表現を使用するようになっていったと述べている（清藤ほか 2002：45）。なかでも、岡部が典型的なお迎え体験の語りとして挙げるのは、亡くなる数日から数週間前に患者がこの体験によって自らの死期をさとり、その後穏やかに亡くなっていくというパターンである[7]。こうした事例を数例続けて経験するうちに、岡部はお迎え体験が、患者自身が死の準備をする覚悟を決める契機を提供しているのではないか、またその背景には日本的な死生観文化があるのではないか、という印象を抱くようになったという。

しかし当時は、「お迎え」について医療の世界で話すとオカルトまがいの扱いを受け、病院勤務医の多くからはそもそもそのような患者に出会ったことがない、と冷ややかな目で見られた。しかも当時の医療においては、こうした体験は基本的には「せん妄」と診断され、本人の感じ方とは関わりなく薬物療法の対象となるのが常であったという[8]。そこで、まずはそうした体験が広範に存在していることを証明するために、岡部自身が企画したのが、二〇〇〇年前後に行われた最初の遺族調査であった。

2　「お迎え」の意味するもの――文化的な死と生物学的な死

第一回の遺族調査は、岡部とその同僚二名によって行われた質問紙調査であり、患者遺族二四四名のうち一三八名からの回答があったとされている(9)（回収率は五六・六％）。調査の時期やサンプリングの方法等についての詳細が明らかではなく、質問項目も自由記述式のものが多いため、定量的な面では意義を見いだしにくいものの、「お迎え」に関する多種多様な記述を含んでいる点では今なお興味深いデータである。(10)そこで以下では要点を絞って、調査結果の概要を示しておきたい。

「お迎え」という言葉の意味

まず岡部らは遺族に対して、「お迎え」という表現がどのような意味内容を指示しているのかを尋ねている。具体的には、「「お迎え」という言葉をご存知ですか」という質問項目と「「お迎え」という言葉から連想される事柄を教えてください」という質問項目がそれである。前者に関しては、「はい」が一〇二名（七三・九％）、「いいえ」が一二名（八・七％）、その他は無回答となっており、基本的には多くの遺族が「お迎え」という表現を「知っている」と答えている。後者に関しては、岡部らは自由記述の内容を一三項目に類型化したうえで、それぞれの件数を示している（表5-1）。

これらの項目を見ていくと、「お迎え」という表現には、おおまかに分けて二種類の使用法があるこ

表5－1　「お迎え」という言葉から連想すること

①先祖や知人が迎えに来る	22
②あの世・彼岸から迎えに来る	12
③天国・極楽から迎えに来る	9
④仏様が迎えに来る	7
⑤神様が迎えに来る	3
⑥次の生・来世への旅立ち	3
⑦黄泉の国・地獄に行った	3
⑧死	22
⑨死期の切迫	6
⑩安らかな死・死の受容	6
⑪別れ・悲しさ・さびしさ	5
⑫寿命が来た	3
⑬仏教の教義	3

出典）清藤ほか 2002：47を一部改変

とがわかる。一つ目はいうまでもなく、岡部らが関心を寄せていた死生観に関わるような「お迎え」の使用法である。この点で、「先祖や知人が迎えに来る」「あの世・彼岸から迎えに来る」等は、第一の意味の代表的な回答である（具体的には①～⑦、⑬）。これに対して、「死」「死期の切迫」等に分類された「お迎え」の概念はむしろ単なる「生物学的な死」を意味している。つまり、「お迎えという言葉を知っている」と回答した人々の少なからぬ割合が「単なる死亡」という意味で「お迎え」という言葉を使っているのである（具体的には⑧～⑫）。それゆえここからは、「お迎え」という言葉そのものが「死」を暗示することについては広範な理解が存在しているものの、そこには岡部らが当初想定していた文化的な意味を有する「お迎え」以外にも、単なる「死亡」を意味するケースが少なからず含まれている、ということがわかる。

「お迎え」の内容

実はこの点は、次の質問項目に対する回答でも繰り返されている。岡部らは続けて、看取りの場面において「「お迎え」を感じられる場面はありましたか」と尋ね、その具体的な内容についても記述による回答を求めている。前者に関しては「はい」が七六名（五五・一％）で、「いいえ」が三三名（二三・九％）、その他は無回答となっており、全体の約半数の遺族が「お迎え」を感じる場面があったと答えている。そのうち五九名は、その具体的な内容を記述しているため、岡部らはこの自由記述を七項目に類型化し、その件数を提示している（表5-2）。

表5-2　「お迎え」の具体的内容

①先祖や知人に会う・姿を見る・話す・探す	21
②昏睡・呼吸の変化など体調の変化	20
③「もうすぐ逝くからね」と自ら覚悟を語る	6
④呼びかけても返答しなくなった	5
⑤家族に感謝の気持ちをあらわした	3
⑥花畑が見えると語った	2
⑦その他	6
無記入	17

注）76名中59名が具体的に回答
出典）清藤ほか 2002: 46を一部改変

このリストにも、先の回答と同様に、おおまかには二種類の「お迎え」が含まれている。すなわち、「先祖や知人に会う・姿を見る・話す・探す」「「もうすぐ逝くからね」と自ら覚悟を語る」といった、主として死生観に関わるような体験についての記述と、「昏睡・呼吸の変化など体調の変化」や「呼びかけても返答しなくなった」といった項目が示す、単なる生物学的な死についての記述である。ただ、いずれにしても、先の質問項目と同様、「先祖や知人が迎えに来る」という回答が比較的多く見られることは事実である。

近しい死者との再会としてのお迎え体験

岡部らは以上の結果をもとに、以下のような考察を提示している。まず、「お迎え」の内実は、先に亡くなった近しい人（先祖や親・兄弟など）との再会という体験がほとんどであり、それらは、既成宗教の教義には収まりきらないような「本人や家族の死生観、ひいては地域に受け継がれてきた先祖信仰的な死生観をなにがしか反映」しているのではないか、という点である（清藤ほか 2002：46）。この指摘は、少なくとも文化的・宗教的意味において「お迎え」という表現を使用していた回答者にはあてはまるものであり、岡部が臨床で持っていた印象を裏づけるものとなっている。

加えて、岡部らは「お迎え」に関する記述の分析から、「あの世」の具体的なイメージは乏しい、という点を指摘している。確かに「お迎え」から連想する内容は「あの世／この世」の区別を前提にしているが、はっきりとした「あの世」のイメージについての記述はあまり多くない。すなわち、「「お迎え」で連想される「あの世」というのは、……むしろ単に、先祖や物故した知人あるいは仏様や神様が患者を「迎え」に来るという程度のイメージを内容とするものであり、はっきりとした「あの世」のイメージと結びついているのではない」というわけである（清藤ほか 2002：46）。これは、「死生観」というとすぐに体系的な「他界観」や「霊魂観」を連想しがちな学問状況に対して、むしろ具体的な死者イメージの重要性を指摘している点で興味深い(11)。

以上のように、第一回調査の結果からは「お迎え」という言葉のおおよその意味の広がりと、その中核に「近しい死者との再会」という経験があることが明らかになった。ただしすでに指摘したように、この調査には方法論上の問題が多く、これをもって「七割が「お迎え」を見聞きした」（清藤ほか 2002：49）と結論を下すのは早計である。[12] 特に問題になるのが、この調査の回答者のかなりの部分は、「お迎え」という言葉を単なる生物学的な死という意味で使用しているにもかかわらず、ここではそうした回答をも「お迎え」としてカウントしてしまっている点である。そのため、少なくともお迎え体験の頻度を知ろうと思うのであれば、そうした回答を除外できるように質問項目を工夫する必要がある。

そこで、第二回では以上のような点を改善したうえで、詳しい質問項目を追加し、対象者を拡大した調査を実施することとなった。

3　お迎え体験の実相――誰が迎えに来るのか

第二回の調査は、第一回の調査を企画した岡部に加え、著者をはじめとする三名の社会学者からなる研究班によって二〇〇七年に実施された。[13] 対象は、二〇〇三年一月～二〇〇七年一月の四年間に爽秋会岡部医院の在宅緩和ケアを利用した患者遺族全員であり、対象者六八二名に質問紙が郵送され、最終的な回答者数は三六六名であった（回収率五三・七％）。回答者の内訳は、男性が約四分の一、女性が約四分の三、平均年齢は六一歳であり、故人は、男性が約六割、女性が約四割、平均年齢は七四・二歳となっている。

第二回の調査では、前回の調査結果をふまえ、「お迎え」の有無に関する回答から「生物学的な死」という意味での回答を排除することを試みた。そのためお迎え体験の有無を尋ねる質問項目では、「お迎え」という単語を使用せず、「患者さまが、他人にはみえない人の存在や風景について語った。あるいは、見えている、聞こえている、感じているようだった」という表現によって有無を尋ねている。

お迎え体験の基本的特徴

まずお迎え体験の有無についてであるが、結果としては、おおよそ四割の遺族が「そういうことがあった」と回答している（表5-3）。初回の調査よりも割合は下がっているものの、以前は「単なる死亡」についても「お迎え」のなかにカウントされていたことを考慮すれば、妥当な数字だと考えられる。また、お迎え体験に気づいた時期と場所に関しては、基本的には亡くなる数日前から数か月前が大半を占めており、自宅でのことが圧倒的に多いという結果となった（表5-4）。これもまた調査対象者が基本的には在宅緩和ケアを提供されていた患者家族であったことを考え合わせると、当然の帰結であろう。

次に、お迎え体験の内実に関しては、初回調査の自由記述欄の記載を参考に、「故人が見えた、聞こえた、感じたらしいもの」および「見えたらしい人物」に関して、選択肢による回答を求めた（表5-5）。前者に関しては、初回調査と同様、多くの遺族が「すでに亡くなった家族や知り合い」および「そのほかの人物」を挙げており、「人」がその他の選択肢に比べて高い割合を占めている。また、後

表５－３　お迎え体験の有無

そういうことがあった	155	42.3％
そういうことはなかった	128	35.0％
よくわからない	57	15.6％
無回答	26	7.1％
合計	366	100.0％

表５－４　お迎え体験に気づいた時期と場所

体験の場所	体験の時期					場所別合計
	亡くなる直前	亡くなる数日前	亡くなる数ヶ月前	その他	無回答	
自宅	3.9	43.9	29.0	9.0	1.3	87.1
福祉施設		1.9	1.9			3.9
一般病院		0.6	3.2	1.3		5.2
緩和ケア病棟			0.6			0.6
その他		0.6				0.6
無回答		0.6	0.6	0.6	0.6	2.6
時期別合計	3.9	47.7	35.5	11.0	1.9	100.0

注）単位は%、%の分母は155

表５－５　お迎え体験の内訳

故人が見えた、聞こえた、感じたらしいもの

すでに亡くなった家族や知り合い	82	52.9％
そのほかの人物	53	34.2％
お花畑	12	7.7％
仏	8	5.2％
光	8	5.2％
川	6	3.9％
神	1	0.6％
トンネル	1	0.6％
その他	48	31.0％

注）複数回答可。%の分母は155

故人に見えたらしい人物の内訳（延べ）

	死者	生者
父	21	0
母	28	1
夫・妻	13	0
兄弟姉妹	19	3
息子・娘	5	3
その他親戚	14	4
友人・知人	16	15
それ以外	2	22
無回答	10	4

表５－３・４・５の出典）諸岡ほか 2008: 128

者に関しても、生者ではなく死者がほとんどであり、なかでも両親や兄弟などの近親者が多くを占めていることがわかった。

なお、第二回の調査でも自由記述欄は設けており、具体的な体験の内容に関しても多くの回答が寄せられた。そこで以下ではその一部を紹介しておきたい。

夢の中で、亡くなった友達が、おいでと言っていると、何度か話しをしてました。さっき、ここに来て話しした、という時もありました。（故人は九〇代女性、回答者は義理の孫）

へやのすみにだれかいるって言うのでだれなのって聞くと「母ちゃんだ」。「迎えにきたのか」って会話してました。亡くなる一ヶ月ぐらい前です。（故人は八〇代男性、回答者は娘）

数十年前に亡くなった弟が遊びに来て、楽しく会話した、と私に話した。（故人は七〇代女性、回答者は夫）

亡くなる数時間前に、家族全員を呼んでこいと言われた。みんなが集まると「もう船が迎えにきているので、後の事は頼む」と言われまた眠りについた。（故人は六〇代男性、回答者は義理の娘）

最後の事例は、人物ではなく「船」という回答であり、選択肢としては「その他」に入るものである。先述したように、全体的な傾向としては、すでに亡くなった近親者が「迎え」に来る場合が多数を占めているが、この場合に見られるように、選択肢に収まりきらない多種多様なものが見えたり聞こえたりしていることには注意を促しておきたい。

お迎え体験の評価

以上は主にお迎え体験の有無やその実相に関する質問項目であるが、この調査では、回答者にこの体験に関する評価についても尋ねている。これは岡部の経験した事例にも示されているように、本人にとってお迎え体験はそれほどネガティブには捉えられていないのではないか、という点を確認したものである。ただし、調査の回答者は遺族であるため、遺族自身は本人の感じ方とは別様の評価を下している可能性もある。そこで、調査では、お迎え体験の評価に関しては、「体験後の故人の様子」と「この体験に対する回答者（遺族）の感じ方」をそれぞれ別項目として聞くことにした（表5-6）。

この質問項目に関しては、おおまかな傾向を指摘することしかできないが、「故人の様子」と「遺族の感じ方」の回答の方向性に若干の違いがあることは読み取れる結果となっている。すなわち、「故人の様子」に関しては、「不安そうだった」（二九・〇％）、「悲しそうだった」（一五・五％）、「苦しそうだった」（九・〇％）等の否定的評価も一定数あるものの、「普段どおりだった」（四〇・〇％）という中立的な評価がもっとも多い。また合わせて「落ち着いたようだった」（一四・八％）、「安心したようだった」（二〇・三％）等の肯定的評価もある程度の支持を集めている点が特徴的である。これに対して、「遺族の感じ方」に関しては、「故人の死が近いと感じた」（四七・七％）、「幻覚だと思った」（四〇・〇％）等の病気の進行に関する評価に加え、「悲しかった」（三〇・三％）、「不安になった」（二八・四％）等

表5－6　お迎え体験に対する反応

この体験後の故人の様子

普段どおりだった	40.0％
不安そうだった	29.0％
悲しそうだった	15.5％
落ち着いたようだった	14.8％
安心したようだった	10.3％
苦しそうだった	9.0％
よくわからない	8.4％
怒っているようだった	5.2％
その他	14.8％

この体験に対する回答者の感じ方

故人の死が近いと感じた	47.7％
幻覚だと思った	40.0％
悲しかった	30.3％
おどろいた	28.4％
不安になった	28.4％
死後の世界に思いをはせた	14.2％
気にしなかった	8.4％
治療が必要だと思った	5.2％
安心した	3.9％
その他	6.5％

注）複数回答可。％の分母は155
出典）諸岡ほか 2008：129

の否定的な評価が多数を占めている。

これらの点を総合すると、お迎え体験は患者にとっては必ずしもネガティブな意味を持たない場合があるが、看取る側にとってはつらい体験であることが多い、とおおむね理解することができるだろう。これはお迎え体験に関して患者と家族の間でも認識のギャップが存在している可能性を示唆するものであり、緩和ケアに従事する医療者にとっては特に示唆的な内容になっている。というのも、終末期においては、たとえ本人が苦痛を感じていないとしても、周囲の家族や医療者が見ているのがつらい、という状況がしばしば生じるからである。しかもその際に、周囲の「つらさ」が本人の「つらさ」にすり替えられてしまう、ということが生じかねない。この点で、以上の結果は、お迎え体験に関しては、慎重に本人の感じ方を観察する必要があることを示唆しているように思われる。

以上ここまで調査の出発点となった岡部の臨床での

経験を含めて、二回の遺族調査の概要を提示してきた。これらの知見からは少なくともお迎え体験が少なくない頻度で生じており、しかもその体験は必ずしも患者本人にとっては苦痛をもたらすものではない、ということが明らかになってきた。そこで次節では、これらお迎え体験をどのように理解すべきか、という点について若干の考察を加えることにしたい。

４　お迎え体験をどう理解すべきか

お迎え体験の二つのアスペクト

まず指摘しておきたいのは、ここまで「お迎え」と呼んできた体験には、二つの異なるアスペクトが含まれている、という点である。すなわち、第一は体験の内容そのものであり、その核にあるのは、「死が迫った患者がすでに亡くなった人物と会ったり、話をしたりする」というものである。これに対して、第二のアスペクトはこうした体験を指して本人や周囲の人々が「お迎え」と呼ぶ、という側面である。ここでは仮に前者を「現象としてのお迎え」、後者を「意味づけとしてのお迎え」と呼んで区別しておくことにしたい。

では、なぜこうした区別が必要かといえば、実は現在では「現象としてのお迎え」については、通文化的な広がりを持つことがすでに明らかになりつつあるからである。(14) 実際、こうした研究を網羅的に収集・分析した宗教社会学者の諸岡了介によれば、各国で報告されているお迎え体験は、（１）頻度は稀なものではなく、（2）内容はすでに亡くなっている家族や友人と会うことであり、（3）覚醒から睡眠に到る様々な意識状態で経験され、（4）本人に苦痛よりも安らぎをもたらす、という四点において、ほぼ共通しているという（諸岡 2014：109）。この点で、岡部らが当初想定していた「日本的死生観の発露としてのお迎え体験」という仮説は、体験の中身に即していえばもはや成り立たなくなっている。

ただしその一方で、こうした類似の体験のうち、どの部分を切り取り、それをどのような名称で呼ぶか、という点については必ずしも一致を見ていない。少なくとも英語圏における呼称だけ取り上げても、「臨終期視像（deathbed vision）」、「近死意識（nearing death awareness）」、「ヴィジョニング（visioning）」、「終末期夢想・視像（end-of-life dreams and visions, ELDVs）」など多種多様である（諸岡 2014：108）。また、これらの表現は主に観察者である研究者や医療者が名づけた「概念」にすぎず、「お迎え」のように当事者が使用するローカルな表現を採用していけば、さらにそのリストは増大していくことになる。例えば、「近死意識」とまとめられた一連の体験のなかで挙げられている、「列に加わる（get in line）」といったフレーズはその一例であろう（Callanan and Kelley 1992＝1993）。すなわち、確かに「現象としてのお迎え」は通文化的に見られるとしても、その体験の「名づけ」に関しては、当該社会の文化的・宗教的背景が反映されるのである。本書が「意味づけとしてのお迎え」と呼ぶのは、まさにこのアスペクトである。

そこで本節では、以上の整理をふまえて、基本的には「意味づけとしてのお迎え」について、それが現代日本の看取りにおいてどのような機能を果たしているか、あるいは果たしうるか、という観点から順次分析を加えていくことにしたい。

複数の文化的資源とのリンク

まず指摘できるのは、この体験を「お迎え」と呼ぶことは、日本社会に埋め込まれている、死に関わる異なった文化的資源を同時に活用することを可能にしている、という点である。具体的にいえば、その一つ目は浄土信仰における阿弥陀仏の来迎というイメージであり、もう一つは、「家《イエ》」をベースとする祖先崇拝の観念である。実際、「お迎え」の辞書的定義はこの二重性をうまく反映したものになっており、そこには「臨終のときの来迎」と「盆に祖先の精霊を迎えること」という異なる二つの意味がともに内包されている[15]。

前者の「来迎」についていえば、これは中世・近世以降に広く流布した「良い死に方」の一つのパターンである。実際、幾多の「往生伝」には、正しい信仰の持ち主が臨終する際に、美しい音楽が流れたり、よい香りがしたりといった「奇瑞《きずい》」が現れ、阿弥陀や聖衆《しょうじゅ》が迎えに来るといったパターンの物語が数多く掲載されている。もちろん、現代日本で、これら往生伝の物語を知識として知っている層は限られるし、「信心」というレベルまで行けばさらに少なくなるだろう。しかしその一方で、日本社会において、各種の来迎図が、死に臨んで何かしら「喜ばしいもの」が訪れるという視覚イメージを共有するうえで大きな役割を果たしてきたことは事実である（図5-1）。それゆえ、臨死期において

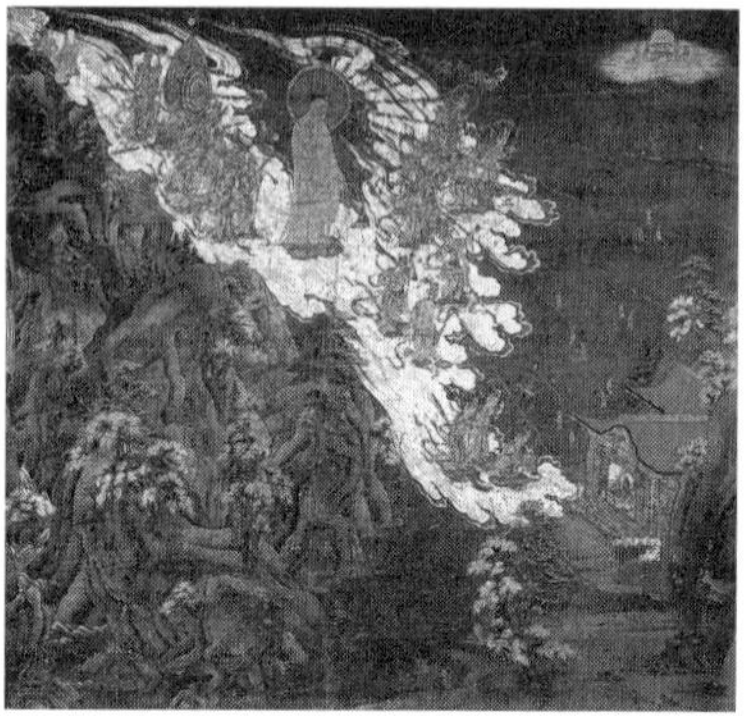

知恩院蔵

図5－1　阿弥陀二十五菩薩来迎図

「お迎え」という表現を使うことは、少なくともこうした仏教的な文化的資源とのリンクを可能とすることになる。[16]

これに対して、後者の「家」をベースとする祖先崇拝は、時期的には「来迎」よりも後の近世・近代以降に生まれた観念である。一般的に、日本の「家」と欧米の「ファミリー」とを比較した場合、前者は家産と家名を有し、先祖を祀る団体であるという点で特徴的である、とされている（鳥越 1993；森 2000）。なかでも、「先祖を祀る団体」という点がここでは重要である。こうした先祖祭祀の慣行は、明治以降には庶民の間にも浸透し、死後も子孫に養われたいという「家永続の願い」（柳田国男）が広く共有されるようになった。こうした慣行は、もちろん変化しつつはあるものの、盛んな死者供養とその担い手としての「家」という構図そのものは、日本においてまだ一定程度残存していると考えられる。とりわけ、在宅緩和ケアを選択する患者家族は、そもそも多世代同居であることが多く、相対的には家規範との親和性が高いと指摘されている（相澤ほか 2007）。それゆえ、「お迎え」という用語を使用することは、たとえ個としての自分が消滅したとしても、自分もその一部である「家」が生き続ける、といった信念を強化しうるのである。[17]

もちろん、以上の文化的資源をどのように活用するかは、死に直面した患者や家族の個々の状況に応じて多様である。その意味で、こうした資源が真に活用されるかどうかはまた別の問題であろう。しかし、「お迎え」が他の言葉に比べて、死に際して何か喜ばしいものが訪れるというイメージや個体を越えて継続する系譜というイメージを喚起させやすいのは事実である。この点で、確かに死者との再会を「お迎え」と呼ぶことは、私たちの社会において馴染み深い、死を飼い馴らすためのイメージを想起させうる文化装置となっているのである。

「到来するもの」としての死

加えて、さらに注目すべきなのは、「お迎え」という表現には、死についてのある一定の方向での理解が内包されている、という点である。この点については、岡部が例示している以下のようなコミュニケーションがこれをよく示している。

それ以来、岡部はこの初期の経験をもとに、「もうだめだ」とか「もう死ぬ」と言っている患者との日常会話のなかで、いわばコミュニケーション・ツールとして、「お迎えはもう来たの？」「まだです」「じゃまだ行けないでしょ」という表現を取るのを習慣にしていた。（清藤ほか 2002：45）

ここで言及されている患者からの訴えは、しばしば「死にたい」「早く逝かせてほしい」といった強い言葉でも語られる内容である。いうまでもなく、こうした患者の希死念慮は、終末期ケアの現場において、医療者にとってはもっとも対応が難しいものの一つである。これに対して、岡部は「お迎え」

という表現を使うことで、その「訴え」の方向性をそらすとともに、死に対する患者の「構え」自体を揺さぶるような働きかけを行っている。すなわち、「死にたい」と訴える患者に、「お迎えが来てないならまだ行けないよ」と返すのは、間接的に、死というものがまさに「あちらからやってくるもの」であり、自分の意思で何とかできるものではない、というメッセージを伝えることになっているのである。

実際、「死にたい」と強く願う患者に対しては、一般的に自ら死をコントロールしようとする欲求から解放されることの重要性が指摘されている。例えば、キューブラー＝ロスらはこれを「明け渡しのレッスン（lesson of surrender）」と呼び、以下のように指摘する。

手を放すということ（letting go）は、ものごとがこうなるべきだとするイメージをすて去り、宇宙がもたらしているものをうけ入れることである。ものごとがこうなるべきだなどは、ほんとうはわからないのだという真理をうけ入れることだといってもいい。死の床にある人たちは人生をふりかえって、そのことを学ぶ。……何が最良なのかはわからないというのが真実である。だからこそ、自分の将来を知りたいという欲求は手放し、つねに正邪が判定できると主張することはやめ、コントロールできないことをコントロールしようとすること（trying to control the uncontrollable）は、やめなければならないのだ。（Kübler-Ross and Kessler 2000＝2001：226）

確かに前章で見てきたように、特に将来をコントロールしようとする欲求はしばしば終末期患者にかえって苦しみをもたらすことになりかねない。その意味で、「手放すこと」そのものの重要性は疑うべくもない。しかしその一方で、これを大上段から語ったとしてもすんなりと受け入れることのできる患者は少ないだろう。これに対して、先の岡部のやりとりは、そうした道徳的な「お説教」としてではなく、あくまでも自然な形で、「死」という現象が私たちのコントロールを超えたところにあり、自力では解決の及ばないものである、ということを伝えるものになっている。

この点において、確かに臨死期に死者と再会する体験を「お迎え」と呼ぶことは、私たちの歴史と文化に根差した馴染み深いものであるというだけではなく、「到来するものとしての死」という、一つの死の捉え方をそのうちに含んでいるのである。

5　終末期体験の「ノーマル化」に向けて

以上ここまで、著者らが実施した遺族調査の結果の紹介を中心として、お迎え体験の実相とその意味について述べてきた。その一つの結論は、死者との再会を「お迎え」と名づけることによって、死に関する強力な文化的資源とリンクすることが可能になっているということ、および、自分の死をコントロールしようとする発想を緩和する働きを生み出しているということであった。ここからは、確かに「お迎え体験」が、この社会において死を受けとめるための一つの「生きられた死生観」と呼びうる位置を占めていることがわかる。

しかしその一方で、実は近年まで「お迎え」に関する研究は分野を問わずほとんど行われておらず、終末期ケアの現場でもほとんど注目されてこなかった。[18]この背景にあるのは、こうした体験をそのものとして捉えることに対する、ある種の強力なタブー意識である。岡部が「お迎え」について言及し始めたころ、オカルトまがいの批判を浴びた、というのはそれをよく表している。実際、日本において、かなり早い段階でお迎え体験を含む各種の「終末期せん妄」の本人や家族にとっての意味を検討した緩和ケア医の森田達也らは以下のように述べている。

われわれの経験でも、死が近づくにつれてせん妄症状が明らかとなった場合、家族の多くは、患者の語る「うわごと」を興味を持って聞き、なぜそんなことをいうのか誰かと話をしたがっている。しかし、医療者の多くは、患者は混乱しており、「うわごと」には何の意味もないとみなしがちで、家族は医療者に患者の語る内容について話題にだせないでいることが多いようである。（森田ほか 1996: 1365）

すなわち、ここで指摘されている事態は、仮に家族が患者の体験に何らかの意味を見いだし、それについてコミュニケーションをとろうとしても、まずは医療者がそれを無視してしまう、というものである。この前提となっているのが、「幻覚は病的なものであるから治療されるべき」（森田ほか 1996: 1367）という信念である。[19]その結果、現代のような医療環境においては、おおよそ「お迎え」のような捉えどころのない事象は、「正常／異常」という軸に沿って「治療が必要な病的状態」として処理されてしまい、その内容を精査したり、ましてやそこに意味を見いだそうとしたりすることは難しくなってしまう。[20] だとすれば、まず必要なのは、お迎え体験を「異常」「病的」といったラベルから解放し、事象そのものを受けとめることである。実際、諸岡は以下のように指摘している。

終末期ケアの文脈ではまず、〈お迎え〉体験が多くの患者に見られる正常な過程であることを認識し、そのことを患者本人や家族にも伝えることが大切と思われる。こうした〈お迎え〉体験の「ノーマライゼーション」（Fenwick ら）が求められるのは、先にも述べたとおり、これを「異常」と捉えること自体が患者や家族の苦痛を生む原因になってきたからである。（諸岡 2014：110）

すなわち、決して少なくない頻度で患者が「お迎え」を経験しているのであれば、それはもはや何か異常な事態というよりは、死にゆく過程における一つの「自然な」出来事なのだ、という理解である。少なくとも患者や家族はそのことを知ることで、何か自分たちに「異常なこと」が起きているのではないか、という懐疑から解放され、その意味についてのコミュニケーションを始めることが可能になる。この点で、終末期患者の体験の研究がいっそう進んでいけば、他にも現在は語りえないような体験が「ノーマル」なものとして捉えなおされ、臨床現場においても、そこから豊かなコミュニケーションが生み出されていく可能性がある。おそらく将来的には、本章で扱ってきた「お迎え」もその一つにすぎないのだ、と考えられるようになるだろう。そのための試みはまだ始まったばかりである。

終　章　死にゆく過程をどう生きるか

本書ではここまで、死にゆく過程で生じる「生き方」の問題を、主に終末期がん患者の体験に即して描き出すことを試みてきた。序章で述べたように、病院死が一般化し、本人に死を予見させるような情報がほとんど提供されない時代にあっては、死にゆく過程をコントロールするのはもっぱら医療スタッフの役割であった。しかし、予後を含めた詳細な情報が本人に伝えられるようになると、このプロセスにおける患者本人の役割はより積極的なものへと変化していくことになる。とりわけ、本書で取り上げたような、在宅での緩和ケアを前提とした場合、患者の生活を中心とする志向性はさらに強くなる。そのため、現代的な死にゆく過程の研究においては、必然的に患者の視点を組み込んだアプローチの重要性が増していく。

しかし残念ながら、国内においてはそもそも終末期ケアの現場に踏み込んだ経験的な研究は少なく、仮にあったとしてもその多くはケア提供者の役割に注目した研究であり、患者本人の体験に迫るアプローチはほとんど採用されてこなかった。そこで、本書ではこうした研究状況の空白を埋めるべく、ここまで主に患者本人へのインタビュー・データに基づき、現代的な「死にゆく過程」の全体像を描くことを試みてきた。そこで以下ではその成果を、（1）プロセスとしての死、（2）死にゆく過程の多層性、（3）関係性としての死、という三点から改めて整理しておきたい。

1　死にゆく過程を捉える三つの視点

プロセスとしての死

「死とは点ではなく、プロセスである」ということはしばしば指摘されているものの、現実には点として死を把握する考え方は根強いものがある。これがもっとも端的に表出されているのが、「死に目にあう」という言葉であろう。すなわち、もっとも典型的には入院中の親が危篤状態に陥った際に、心停止する前に子どもが駆けつけることができなければ「親不孝」である、といった考え方を支える規範がそれである。実際、日本の医療現場においては、スタッフがこうした規範を尊重し、必ずしも本人にとっては益にならなくとも、子どもが到着するまで心停止を引き延ばすための処置を行うことがあるという[1]。しかしこれは、いったい誰のために、何のために医療処置が行われるべきかを考えてみると、本末転倒した慣行である。むしろ、緩和ケアに従事する専門家によれば、死にゆく「過程」にじっくりと向き合った家族は、最期の「瞬間」にそこまで固執しないこともあるという。この点で、

「死ぬ瞬間」への過剰なこだわりは、死が病院化され、死にゆくプロセスを十分に共有しにくくなった時代にこそ生じる現象なのかもしれない。

いずれにせよ、本書を通じて見てきたように、「死にゆく過程」はけっして「瞬間」ではなく、一連のプロセスであり、それはある程度の「幅」や「流れ」を持つものとして捉える必要がある。特に本書ではこのプロセスのうち、「死にゆく過程」に特徴的な側面に絞り、可能な限り読者が一連の流れを追体験できるような記述を試みた。具体的には、予後の告知（第2章）、積極的治療の断念（第3章）、後に遺される者への配慮（第4章）、死の近さを感じさせる体験（第5章）、がそれである。

なかでも、「プロセス」という点で特に本書が強調したのは、通常は「診断や予後を伝える場面でのコミュニケーション」として理解されている「告知」を、告知後の生との連続性において理解することの重要性である。すなわち、第2章で詳述したように、予後に関する情報提供を、その後の生への具体的な支援とセットで考える、という視点がそれである。この点で、告知が一般化した今だからこそ、それを「長く紆余曲折のある道のりの出発点」（季羽倭文子）として捉える視点の重要性が増している。

死にゆく過程の多層性

次に、本書の記述を通じて強調してきたのは、現実の死にゆく過程は必ずしも首尾一貫したものでなく、一つの選択についても複数の理由づけが併存しうるような複雑な過程である、という点である。

特に第3章では、ある患者の病いの語りにおいて、抗がん剤治療を断念する語りに二つの異なる「ヴァージョン」が存在することに着目した。具体的にいえば、この患者の語りには、自らの信仰と友人からの助言に基づき、積極的な選択として緩和ケアを選択したというストーリーと、夫からの助力が得られそうにないから仕方なく抗がん剤治療を断念したというストーリーが併存していた。これに対し本書では、この二つの「語り」をともに「真なるもの」として位置づけ、それぞれの語りの背景にある「異なる自己」の分析を試みた。

以上の分析は、看取りにおける個人史の重要性に加え、患者自身による個人史理解の可変性に着目することとの重要性を示唆したものである。実際、本書で取り上げた患者の場合、通常は以下のように「理解」されると考えられる。夫と同居しているが関係は悪く、娘がキーパーソン。熱心な信仰を持ち、自らの死生観に基づいて緩和ケアを選択。自宅で四〇年間手芸店を営み、自立心が強い。医療上の意思決定に関しては友人の看護助手からの影響も大きい。この「理解」は、確かに患者の個人史をふまえた内容になっているものの、その一方で「後に遺す夫への配慮から、疎遠な息子を家に呼び戻そうとする」というもう一つの本人像を見えにくくさせている。この点で、患者個人の固有性に配慮した看取りケアの実践は、その都度新たな本人理解に開かれている必要がある。

ところで、上記の指摘は、緩和ケアの制度化が進み、その結果として画一的なケアの普及の問題性が指摘されるようになった現在、その重要性をますます増している。第1章で述べたように、ホスピス・緩和ケアの出発点はあくまでも死の個別性への対応にあったにもかかわらず、現在ではその制度化の進展に伴い、特定の死を「良い死」として一般化する傾向が見られる。事実、近年のイギリスでは患者の看取りをチェックリスト化したクリニカルパスが終末期ケアの現場で独り歩きし、結果として患者の個別性を無視した画一的なケアの提供が行われたとの批判がある。(2) 第1章では、この志向性をウォルターにならい「後期近代の死」と呼んだが、「看取りのための入院病棟」として長らく機能してきた日本の緩和ケア病棟においては、より一層この志向性が強くなる可能性がある。この点で、患者の個別性の重視はもとより、死にゆく過程がただ一つの軌跡を描くものではないことは繰り返し指摘されるべきであろう。

関係性としての死

最後に、本書で検討した患者体験から見えてきたものとして、関係性として死を捉える、という視点を挙げることができる。これは具体的には（1）死にゆく者と遺される者との関係性と（2）死にゆく者と死者との関係性、の二つに分けることができる。

（1）については、主に第4章において、死にゆく人と遺される人との関係性をどう支えるか、という問題として取り上げた。第4章では二度のがんを経験した女性の体験談を詳細にたどりながら、その一つの中心となっている「息子に意思を継いでもらうこと」の意味を検討していった。そこではこのエピソードが示唆する論点として、死に直面した人間にとって、誰かが自分の「意思」を継いでくれることが主要な関心事となりうること、その際「受け継がれるもの」の意味は多義的であること、さらには継承の問題は遺す側と受け取る側の相互行為としてしか成立しえないことを指摘した。いずれにしても、死の問題を世代間の「引き継ぎ」の問題として捉える視点は、世俗化した社会においても容易に受け入れられやすい「死生観」の一つであり、終末期ケアの実践においても今後ますます大きな役割を果たすようになると考えられる。その一つの実例として、本書ではエリクソンの「生成継承性」概念を組み込んだ「ディグニティ・セラピー」を取り上げた。

これに対して、（2）の死者との関係については、第5章で取り上げた。第5章では、終末期ケアの現場でしばしば指摘されているお迎え体験に焦点を絞り、著者らが実施した遺族調査の結果を中心に、死にゆく者と死者との関係について具体的に見ていった。そこでは、「お迎え」が基本的には近しい死者との再会であること、またこの経験の受けとめ方は本人と家族の間でやや異なっており、本人は必ずしもネガティブな受けとめ方をしないことを確認してきた。さらに、「お迎え」と類似の体験については欧米諸国でもほぼ同じものが確認されており、現在はこうした終末期体験を、治療の必要な異常事態ではなく、自然な死のプロセスの一部として位置づけ直そうとする動きがあることを示した。

以上のことは、（1）と同様に、死の問題を抽象的な観念ではなく、具体的な人との関係で捉えなおすことを可能にしてくれる。これはお迎え体験において、「あの世」の様子がほとんど問題にならないことからも容易に理解できる。すなわち、これらの体験が示しているのは、「あの世」の有無や様子がわからなくとも、死が近づいたときに、自分にとって近しい人が「向こう側」から手を差し伸べてくれることが、死にゆく者にとっては大きな慰めとなる、という端的な事実である。また同時に、以上の知見は、死にゆく過程の核となる経験が、この世の仲間と別れ、先に亡くなった仲間の列に加わる、という「人間関係の組み換え」として生じていることも鮮やかに示している。

以上本書では、死を一連の「プロセス」として捉えることの重要性を指摘したうえで、そのプロセスが同時並行的に複数のシナリオとして進行していること、さらにはそのプロセスのなかで、死にゆく者と遺される者との相互行為のみならず、死者との相互行為が重要な意味を持つことを明らかにしてきた。ただしその一方で、以上の知見はあくまでも死にゆく過程に共通する外形的な類似性を指摘したにすぎず、序章で提起した「生き方」としての死にゆく過程の「内実」に関わる点については、今後さらなる検討が必要である。そこで以下では、主に第4章と第5章の記述を再度振り返りながら、「死にゆく過程の社会学」がこの「内実」にどのようにアプローチできるかを検討しておきたい。

2　決定と非決定のあいだを生きる

生産性／生殖性中心の価値観を超えて

序章で述べたように、死生観が「時代の問い」となるのは、終末期ケアが単に患者とその家族の個人的な問題としてではなく、社会全体の問題として議論されるようになるからである。特に重要なのは、ポストオープン認識の時代においては、社会の構成員がいずれ自らも死にゆく過程に直面することを予期しつつ生きるようになる、という点である。序章では、このことを、小倉の議論に依拠して、

「生産性／生殖性」中心の価値観の変容過程の一部として位置づけることを試みた。すなわち、高齢化社会の到来に伴い、「仕事と子育て」という近代産業社会の価値観が、退職後や子育て後の人生に対して、「存在論的安心感」を付与できなくなる、という変化がそれである。小倉によれば、そこで前景化してくるのは「「下降」「有限性」「喪失」「依存」「弱さ」「非合理性」といった生（life）の局面を含みこんだ意味地平」であるという（小倉 2006：i）。

以上の議論は主に「老い」という課題に即して組み立てられたものであるが、本書で扱ってきた「死」もまたこの延長線上にある。これはライフコースとしても老いの先には死があり、また社会的にも高齢社会が必然的に多死社会を帰結することから容易に推測できる。実際、遠くない将来に死を意識して生きる時間がくるとすれば、この社会での一般的な「成功」を測る尺度はおろか、近代社会が前提とする直線的な時間意識さえ揺らぎ始めることになる。繰り返しになるが、社会学的に重要なことは、こうした変化が、現代的な「死にゆく過程」の誕生が引き起こした、ライフコースにおける死の位置づけの変容に起因している、という点である。

ここでは改めてこの変化の内実を確認するために、現代的な「死にゆく過程」とそれ以前の「病院死」とを幾分か単純化して対比しておこう。一九八〇年代に批判されていた「病院死」の典型は、本人に病名を含め事実がまったく伝えられることなく、家族と医師の間で「治癒して社会復帰する」というシナリオに沿ったストーリーが進展していく、というものであった。この前提になっているのは、本人にとっては「治癒して社会復帰する」という近代産業社会の価値観と一致するシナリオのみが許容可能なものであり、そのシナリオの成立を支えるのが周囲の務めである、という判断である。それゆえ、「死にゆく過程」は患者本人にとっては「死にゆく過程」としては立ち現れず、「何らかの社会的に価値ある立場に復帰するための闘病過程」として位置づけられる。その結果、最終的に生じる死はこの過程が一方的に断ち切られたことによる一種の「事故死」であり、かつ当初の目標を首尾よく達成できなかった近代医療の「失敗」として理解されることになる。逆にいえば、このシステム下では、本人は自分の死にゆく過程に関する主体性を手放す代わりに、その「責任」を負うことから解放され、その過程に関わる様々な決定を医療専門職に全面的に委ねることが可能となる。

これに対して、現代的な「死にゆく過程」は死にゆく者本人が舞台の上でその役割を全うすることを期待する。それは死にゆく過程を本人が主体的に生きることを可能とする一方で、患者自身もまた、死の意味づけという課題を積極的に引き受けることを余儀なくさせられる。[3] というのも、すでに有効な治療法が無いことや残された時間が限られていることを本人に伝えることは、仮に本人の死が近いとしても、それは医療技術によって解決できる問題ではない、ということを伝えることを意味しているからである。これにより、従来可能であった「医療の失敗としての死」という死の意味づけは成立しなくなり、家族にとっても、本人が亡くなったことを「医療者の力不足」という理由で納得することはできなくなる。

誤解のないようにいっておけば、ここではこの両者の死にゆく過程の優劣の問題を議論したいのではない。そうではなくて、あくまでも現代的な「死にゆく過程」の成立に伴い、死の意味づけがどのように変化したのか（あるいは変化しつつあるのか）ということを確認したいだけである。さらにいえば、この変化は好むと好まざるとにかかわらず、ある種の必然的な変化として進行しつつあるのであり、社会的には「進歩」として認識されている。ここにおいて、序章で指摘したように、死生観が「時代の問い」となる地平が拓かれるのである。

「制御できないもの」としての死

それでは、こうした地平が拓かれた後に、いったいどのような価値観や死生観が人々に「存在論的安心感」を与えうるのだろうか。これは、「死にゆく過程の社会学」にとっての中心的な問いの一つであり、本書でも各章での記述を通じてこの課題に取り組んできた。

例えば本書で示した、「世代間の継承」や「死者とのつながり」といったテーマは確かにそうした「安心感」の一つとなりうるものである。しかしその一方で、世代間の継承を可能にしていた社会構造は急速に変容しつつあるし、死者とのつながりを実感させてきた文化装置は次第に影響力を失いつつある。また、これだけ価値観が多様化し、個人化が進んだ社会において、特定の価値観や死生観があらゆる人にとって納得のいく答えをもたらすとも考えにくい。ただその一方で、本書の第4章、第5章の分析を通じて見えてきたのは、少なくとも個々の死の意味づけを横断する形で、「自己の死に対するコントロールの欲求」とどのように折り合うか、というテーマが存在している、ということであった。

例えば、第4章で取り上げた「継承」の問題に即していえば、そこには次世代への配慮という利他的な思いとともに、将来にわたって自己の影響力を貫徹させたいという、ある種エゴイスティックな側面が含まれている。遺される者がこうした要求に応えていくことは、死にゆく者の不安を軽減させる一方で、看取る者にとっては現実には対応しきれない過大な要求を引き受けることを帰結しかねない。この点に関して、第4章で確認したのは、むしろこうしたエゴイスティックな側面が後景に退き、継承関係の「成功」自体を相手に委ねるような形で患者の理解が進むことがありうる、という点である。しかもその際、時間軸が「現在」へと引き戻され、今後の経過をコントロールしようとする意識の代わりに、「自然の経過に任せる」という意識が強調されることにも注目した。

また、第5章で取り上げた「お迎え」についても、この呼称が中世・近世以来の日本の文化的・宗教的資源へのアクセスを可能にしているだけではなく、それが死を「到来するもの」として理解することを促しているという点を指摘した。実際、岡部の例示している患者とのコミュニケーションにおいては、「お迎えを待つ」という表現が、つらい状況を一気に解決するために死を早めたい、という患者の気持ちを「そらす」ために使用されている。こうした「到来としての死」という理解は、キューブラー＝ロスらのいう「手放すこと（letting go）」という価値観に呼応するものであり、先に見た「遺産の受け継ぎを相手に委ねる」という態度ともつながっている。この点で、死にゆく過程で生じる様々な出来事を、どこかで当事者によるコントロールを超えたものとして位置づける、という感覚は、「死にゆく過程」を生きる患者の生を支えるメタ的な価値観の一つである、ということができるかもしれない。

「死にゆく過程の社会学」の可能性

以上の考察から導かれるのは、現代的な「死にゆく過程」が一見相矛盾するような価値観によって支えられている可能性である。すなわち、それは大前提として、死にゆく過程を当事者が主体的に生きることを要請しており、可能なかぎり本人の決定に委ねる、ということを一方で称揚している。ところが、実際の患者の体験を子細に見ていくと、その過程では終局に向かえば向かうほど、本人が決定しえないことが多く立ち現れてくる。しかも、そうした「決められなさ」は単にネガティブな意味合いを持つものだけではない。そこには、ある意味では死の意味づけに関する「成熟」や「価値の転換」とも思えるような側面も含まれている。この点で、「死にゆく過程の社会学」に課せられた大きな課題の一つは、一人ひとりの経験に即して、「決めること」と「決めないこと」の二つの側面がどのように同時に生きられうるのかを丁寧に記述し、分析していくことにあるのではないだろうか。

実際、すでに映画や文学の世界では、この過程を人々に直観的に理解させることができるような作品がいくつか生み出されている。例えばその一つとして、六九歳で胃がんにより亡くなった父親の最後の半年を追った、砂田麻美のドキュメンタリー映画『エンディングノート』（二〇一一年）を挙げることができる。『病院で死ぬということ』のほぼ二〇年後に発表されたこの作品は、私たちの社会がすでに現代的な「死にゆく過程」を生きる時代になったこと、それがまさに死にゆく本人が主体的に取り組む課題となったことを、はっきりと描き出している。

本作のタイトルにもなっているように、この作品は、まず進行した胃がんの告知を受けた父親が「家族への覚書」としての「エンディングノート」を作るところから始まる。四〇年以上サラリーマンとして一線で活躍してきた父親にとっては何事も「段取り」が重要であり、「自分の人生をデッサンする」ことに並々ならぬこだわりを持っている。例えば、そのなかには、葬儀の際の連絡先のリスト作りから、近所の教会に葬儀を依頼するためにキリスト教徒になる、といったことまでが含まれる。また、彼の主治医も、必ずしも具体的な予後予測までは伝えないものの、厳しい状況を含めて可能なかぎり本人に情報を伝えようとする（少なくとも「治りますよ」といった根拠のない予測は口にしない）。家族も可能なかぎり父親の意思を尊重し、急変で病院に担ぎ込まれた際にも、繰り返し本人の意思を確認しようとする。この意味で、ここには確かに二〇年前に山崎が告発したような「自分の死を死ねない」という状況からの大きな変化がある。

しかしこの作品の白眉は、抗がん剤治療が無効だとわかり、がんの進行に伴い「段取り」を超えたことや予定を変更せざるを得ないことが次々と起こりつつも、皆がそれを「そのようなもの」として対応していく、その過程が淡々と時にユーモアを持って描かれていることにある。日本に帰国することができないと言っていた息子夫婦と孫の突然の帰国、それを迎えた後の急変による緊急入院、朦朧とする意識のなかでの意思決定など、その過程すべてにおいて、想定外の出来事が生じていく。特に印象深いのは、緊急入院した後に家に帰らず病院に残ることを決めた際に母親が言う「ちょっとシミュレーションと違ったね」という一言である。とはいえ、それは必ずしも自分たちの思いどおりに死にゆく過程が進まない、という苛立ちとして描かれているわけではない。むしろ当初の本人の希望を大事にしながらも、その都度それは変わりうるものとして扱い、決めきれないものを向こう側に見ながらもやはり本人の希望に沿って歩む、という態度である。

以上のような父親の「生き方」とそれを支える人々のあり方のなかで描かれているのは、死にゆく過程に本人が主体的に関わることを重視しつつも、同時に主体性を発揮しえない問題にも柔軟に対処していくという「しなやかさ」である。これは、難しい局面での選択は、必ずしも事前の準備（「シミュレーション」）によって解決されるものではなく、ほとんど即興的な相互行為のなかで生み出され、文脈に応じて更新され続けていく、ということが関係者間で了解されている場合にのみ成立する事態である。実際、砂田の作品は、ある種の演出として「終活」的な側面を強調しつつも、視聴者に死の準備を促すような内容にはなっていない。これは後に砂田がインタビューに答えて「父自身が死ぬまでにしたいことなど、何一つなかった」と述べていることからも明らかである（砂田 2013：73）。

結局のところ、死にゆく過程は、そもそも選択し難い「死」をその要素に含むがゆえに、本人もその周囲の者も、どこかで「本人が選ぶ」という局面を超え出るものと直面せざるを得ない。それゆえ、「死にゆく過程の社会学」の探究は、どこかでこうした「決定と非決定のあいだを生きる」ことを支える価値観や死生観の探究という課題に行き着く。さらにいえば、この点においてこそ、「死にゆく過程の社会学」の研究成果はより大きな文脈へと位置づけ直されうる。というのも、上記のような困難は、個人の選択が重要な意味を持ちつつも、それだけでは「ままならない」時代において、人間の生き方全体の困難と関係してくるからである。

この意味で、終末期ケアの現場で起きるディレンマを、「自分で選ぶ」という価値観が内包する矛盾が突き詰めた形で表出されたものとして描くこと。私たちには、「死にゆく過程の社会学」の可能性をこうした方向で追究していくという課題が残されていることを確認したうえで、本書をいったん閉じることとしたい。

補論1　地域社会におけるホスピス運動の形成と展開

1　市民運動としてのホスピス運動

初期医療社会学の立役者の一人であり、傑出した社会理論家でもあったタルコット・パーソンズは、晩年になって、「死の意味問題」が私たちの文明のなかで表面化しつつあり、その「主な焦点が医療の世界にある」と述べている（Parsons 1978：298＝2002：239）。この指摘の背景には、社会の合理化がいっそう進展するとともに、その反作用として「生と死の意味問題」という人間の実存的な関心が呼び起こされることになる、という時代診断があった。実際、一九八〇年代以降、パーソンズの指摘を裏づけるかのように、「死の看取り」や「終末期ケア」に伴う新しい生と死の問題は、医療福祉のみならず、広く人文・社会科学のフロンティアを形成している。むろん、そのなかでは死生観や価値観に関わる哲学的・宗教的な考察も重要な位置を占めているが、現実の医療に即して見た場合、その焦点は、臨床におけるホスピス・緩和ケアの実践にある。日本の場合でいえば、ホスピスが医療制度のなかに組み込まれた九〇年代以降、良くも悪くもホスピスや終末期ケアの実践モデルは「緩和ケア病棟（palliative care unit, 以下PCU）」を中心として主に「医療」の領域で発展してきた。

とはいえその一方で、「死の意味問題」は、すべての社会構成員に共通の「人間の条件」に関係しているがゆえに、ホスピス・緩和ケアへの実践的な関心はPCUの医療専門職に限られたものとはならない。実際、ホスピスを求める運動は、臨床現場に限定されない、より大きな広がりを持った市民団体や研究会による「社会運動」としても発展してきた。九〇年代に愛知や広島で展開されたホスピスを求める大規模な署名運動は、草の根レベルでの「市民運動としてのホスピス運動」の萌芽と見ることができるだろう（高橋 2001）。日本で長年「死の医学」を取材してきたノンフィクション作家の柳田邦男も、八〇年代後半からの市民参加型ホスピス運動の現状をふまえて、現在「これまでにない角度から」すなわち、「市民の立場から医療のあり方を考え、新しい医療をつくっていこうとする運動が、いろいろな形で展開されるようになってきた」と指摘している（柳田 1996：425）。

こうした特徴を持つホスピス運動は、現代の日本社会における「医療と社会」の関係をメゾレベルで考察する際に重要な意義を持った対象であり、日本においてもすでに複数の関連した社会学的研究が存在している。しかしながら、日本のホスピス運動そのものを経験的な研究対象とし、かつ市民レベルの動きまでを視野に入れた研究は著者の知るかぎり存在していない。九〇年代以降、日本各地でホスピス運動は独自の発展を遂げたが、その経緯については、おおよその事実関係すら解明されていないのが現状である。

そこで本章では、いまだ本格的な研究が進んでいない日本のホスピス運動分析の端緒となるべく、以下のような作業を行う。まず、欧米と日本のホスピス運動の経緯について概括的に述べたうえで、特定の地域のホスピス運動を事例として、運動の形成過程を具体的に跡づける。ここでは、日本のホスピス運動の社会史とでも呼べる試みを行い、九〇年代以降の地域のホスピス運動が、どのようなリーダーや組織によって担われ、何を目的として展開していったのかを、事例に即して解明する。

次に、運動の「理念」[(1)]に注目して、メゾレベルでのホスピス運動の現状を、「運動の多元性・独自性」と「運動間の連帯関係構築の困難さ」という視点から分析する。事例においては、同じ地域に複数のホスピス運動の流れが存在し、それぞれの中心には個性的なPCUが位置している。その背景には、それぞれのリーダーが運動に関わるようになった経緯から推察される、出発点の「理念」の違いが存在している。何のための運動か、どういうケアを目指すのかという目標設定の違いは、当然、運動が進むべき方向の違いを生み出す。その結果、調査対象地域では異なる理念のもと、従来の典型的な日本型ホスピスとは一線を画す個性的なモデルが複数形成される一方で、それぞれの志向性の大きな違いは、運動同士の連携を阻害する一因ともなっている。

以上のように、本章は地域のホスピス運動の歴史的展開を明らかにすることに加えて、個々の運動の持つポテンシャルと、運動同士の重層的な関係について考察することを目的としている。以下第2節では、本章の対象となるホスピス運動について概観し、第3節で、調査の概要について簡単に述べたうえで、第4節、第5節において、事例の記述とその分析に入っていくことにしたい。

2　近代ホスピス運動の歴史と日本のホスピス

近代ホスピス運動は、シシリー・ソンダースによって、イギリスに聖クリストファー・ホスピスが作られた一九六七年を一つの出発点としている。それ以前の宗教的ホスピスと比較した場合、ソンダースの試みは、末期がんの疼痛コントロール技術の確立と、そのための研究・教育の強調という二点において革新的なものだったという（円山 1991）。とはいえ、それは必ずしも宗教性を否定する試みではない。「ホスピス」という名称を含めて、欧米のホスピス運動にはキリスト教文化が色濃く反映されており、ソンダース自身、ホスピスを医療と宗教の融合した施設として捉えていた。

ホスピス・緩和ケアの定義は様々であるが、端的には、「終末期がん患者を主たる対象とした新しいケアのシステム」を指している。その特徴としては、例えば、（1）人間のスピリチュアルな側面への援助をも含む全人的ケア、（2）非階層的で多領域からなるチーム、（3）患者と家族をともに含むケアの単位、が挙げられる（Field and Johnson 1993）。この他にも、遺族ケアの重視やボランティアの多用など、従来の医療との対比で、いくつかの特徴を付け加えることができるだろう。

ホスピス運動が日本に入ってきたのは七〇年代であり、一九七七年には日本の終末期ケア研究の草分けである「死の臨床研究会」が結成され、一九八一年には静岡の浜松市に初の施設ホスピスが誕生した。欧米と同様、日本においても、初期のホスピス運動を支えていたのは少数のクリスチャンの医師であり、運動には宗教的な視点が多分に含まれていた。しかし八〇年代後半以降、ホスピス・緩和ケアの認知度が高まり、ホスピスが緩和ケア病棟として国の医療保険制度に組み込まれていくなかで、ホスピス運動も急速に「世俗化」していくことになる（神谷 2000）。現在では、日本のホスピス運動は、必ずしもキリスト教文化と密接な結びつきを持っているとはいえず、そもそも欧米との文化的・宗教的背景の違いを考慮すべきだという主張もある。

このような経緯で日本に定着したホスピスは、宗教的側面を抜きにしても、病院中心、医師中心という点で、欧米のホスピスとの顕著な違いが認められる。ナーシング・ホームに分類されるイギリスの施設ホスピスでも、在宅ケアを中心とするアメリカのホスピスでも、専門の看護師がケアチームの中心である。しかし、日本のホスピス運動のリーダーは病院勤務の医師であり、ホスピスといえども治療的側面を多く残している。テレサ・チカコ・マルヤマはその背景として、日本のホスピスが緩和ケア「病棟」として制度化されたこと、告知の問題が解決されていないこと、日本の病院の看護師不足等を指摘している（Maruyama 1999）。それゆえ、「ホスピスは建物ではなく哲学である」というスローガンにもかかわらず、日本のホスピスは現実には「末期がん患者のための入院施設」に他ならず、ホスピス運動の多くは「緩和ケア病棟建設運動」の形をとることになる。

本章で取り上げる地域でもまた、運動の中心にはPCUがあり、PCUから距離をおいた市民運動が十分に活性化しているとは言い難い。ただし後に見るように、ここで取り上げる事例では、上述した既存のホスピスが抱える課題を、それぞれの立場から変革していこうとする独自の試みが進められている。この点において、本章の事例検討からは、従来の医師中心・病院中心の日本のホスピス・モデルとは異なるモデルを見いだすことができる。

3 調査の方法と対象

本章のための調査は、二〇〇三年の五月から七月にかけて、西日本の同一地域にある三つのPCU（ただし、うち一つはすでに閉鎖）と、関連する市民団体・研究会を中心に行われた。具体的には関係者約三〇名のインタビュー調査と、ボランティアの研修会や病棟のイベント等での参与観察を行った。また、同時にインフォーマントの協力を得て、市民団体のニューズレターやボランティア新聞など関連する資料を収集し、内容の分析を行った。なお今回、対象としている地域の運動の特徴として、さしあたり以下の三点を挙げておきたい。

第一に、今回の調査対象地域のホスピス運動は、高い専門能力と問題意識を持った医師とその運営するPCUを中心としている。この点において、本事例には従来の日本の典型的なホスピス運動とも共通する部分がある。とりわけ、当該地域のホスピス運動のなかで大きな特徴となっているのは、約一五〇人の医師からなる緩和医療学に特化した研究会の存在である。(2) 元来この地域には、伝統のある有力な国立大学医学部や戦後初期に設立された私立医科大学をはじめとして、医療福祉関係の教育機関が集中しており、医療専門家の協力が得られやすい環境にある。こうした豊かな人的資源を背景として、当該地域では幾人かの専門職のリーダーシップのもと、相対的に早くからホスピス運動が進められた。

第二に、後に詳しく述べるように、当該地域では先進的な医師の強いリーダーシップの下で運動が進められ、従来の日本の標準的ホスピスとは異なる、個性的なPCUが複数作られている。例えば、地域の診療所に併設されたPCUや、スタッフに介護の専門家を組み込んだ看護師を中心とするPCUは、全国のPCUのなかでも稀有な存在である。この背景には、各ホスピス運動のリーダーが、理想のホスピス実現のために強い理念を持って行動してきた歴史がある。その結果、本章の事例からは、PCU中心であるとはいえ、既存のホスピス運動への対抗的な流れも見ることができる。

第三に、こうした独自性の一方で、当該地域のホスピス運動では、運動の担い手同士のネットワークが形成されず、同一市内にある三つのPCUの連携も進んでいない。例えば、隣県においては、市民運動相互の連携によって大規模な署名運動が行われたり、互いの情報交換が進められたりしているが、当該地域にはこうした動きが見られない。むろん、あらゆる運動が同じ目標に向かって協力する必然性はないものの、地域全体のホスピス・システムの成熟を考慮した場合、PCUを含めた横の連携は今後の重要な課題である。この点において、当該地域の運動はある種の困難を抱えている。

4　三つのホスピス運動の形成と展開

本節では、それぞれの核となるPCUの設立経緯を中心に、三つのホスピス運動の流れを詳述する。そこでまず、各PCUを有する医療施設である、A病院とB診療所、およびC病院について、その概略をごく簡単に述べておこう。

A病院は、地域を代表する総合病院の一つであり、全五八八床のうち二五床が緩和ケアに対応している。駅のすぐそばという絶好の立地条件にあり、県内での知名度も高い。C病院も、A病院と地理的に隣接しており、最近まではA病院と同じく地域を代表する総合病院だった。だが、C病院は一九九九年に、急性期を扱う病棟を分離、移転させたうえで、緩和ケアとリハビリテーションを中心とする八一床（うち二一床が緩和ケア対応）の独立した病院として生まれ変わった点で、こんにちではA病院とは大きく異なる性格を持つ。他方、B診療所はPCUを持つまでは、市街地からは少し離れた住宅街にある「診療所」であり、はじめから周辺住民を対象とした地域医療実践に深く関与してきたという点で前二者とは大きく異なる。B診療所は、当該地域でもっとも早くPCUを開設し、診療所の一九床とは別に、独立した二一床のPCUを有する「病院」へと変化した。ただし、その後PCUを閉鎖し、現在では在宅ホスピス中心の「診療所」へと復帰している。

A病院と「生と死を考える会」

三つの「ホスピス運動」のうち、もっとも早いものは、A病院PCUに結実する動きからもたらされた。そのルーツは、がん告知の問題に悩むA病院のスタッフを中心に一九八三年に結成された小さな院内の勉強会である「本音の会」にある。この会は、翌年「A病院・生と死を考える会」と改称して、こんにちに至るまで月一回の終末期ケアの勉強会を行っている。[3] この会のリーダーである外科医の若林氏は、後にA病院の病院史に寄稿した文章のなかで、「当時、癌の告知はほとんど行われておらず、看護婦も医師も悩んでおり」、それゆえ終末期ケアについて「本音で語り合う」場が必要だったと述べている。後に述べるように、この会が「がん告知」の問題に悩む医療者によって始められたことは、一五年後に作られるPCUの入院方針に大きな影響を与えることになる。

若林氏は、「本音の会」に先立ち、日本でホスピス運動が本格的に形成されつつあった八〇年代当初からその動向に注目していた、当該地域では先駆的な存在である。事実、この頃すでに若林氏はできたばかりの「死の臨床研究会」（神戸）や「生と死を考える会」（東京）に出席し、著名な講師を院内の勉強会に招いている。とはいえ、若林氏個人としては、日本にホスピス運動が導入される以前から、外科医としての長い臨床経験のなかで「患者さんを手術しても治しきれない場合があること」に対する負い目をずっと感じており、その一環としてホスピス・緩和ケアに関心を持つようになったという。[4]
こうして若林氏が中心となって活動していた「本音の会」は、アルフォンス・デーケン氏の「生と死を考える会」の流れに「のっかる」形で、翌年「A病院・生と死を考える会」と改称することになった。

他方、同じ一九八四年には、院内の勉強会である「A病院・生と死を考える会」とは別に、オープンな市民団体として活動していくことになる、当該地域全体の「生と死を考える会」の誕生につながる重要な出来事が起きている。ソンダースやキューブラー＝ロスとは異なる意味で、ホスピス運動に一般社会レベルで大きな影響を及ぼしたマザー・テレサの来日、および彼女の当該地域への訪問がそれである。「死の看取り」への社会的関心を呼び起こすことになったマザーの訪問の背後には、当該地域のホスピス運動のなかで重要な役割を果たした看護師の馬場氏の尽力がある。馬場氏は、その二年前のマザー初来日の際にも東京に出向き、彼女のインドでの活動に大きな感銘を受けて、それまでの自らの終末期ケアへの取り組みを問いなおすようになっていた。この馬場氏が、後に「生と死を考える会」（以下「生と死」と略記）の設立に際して中心的な役割を果たすことになる。(5)

馬場氏は、カトリック信徒であり、高校生の頃に訪問した難病施設で暮らす「治らない、老いゆく人々」の存在に衝撃を受けて、看護師になることを決意する。その後、一九六〇年代から日本カトリック看護協会のなかで「死の問題」に取り組みながら、終末期ケアについての試行錯誤を繰り返していた。その際に、ふとしたきっかけから、当時上智大学で「死の哲学」を講じていたデーケン氏を知ることになる。馬場氏は、八〇年代初頭から上智大学のデーケン氏の講座に熱心に通うようになり、ここから約一〇年をかけて、若林氏も含めた「生と死」に関わるネットワークが形成されていった。

もちろん、A病院のPCUと「生と死」の間には直接の関係はないが、「生と死」は、三つのPCU

のうちではA病院との人的交流がもっとも盛んである。事実、若林氏は「生と死」の設立にあたっても運営委員として参加し、「生と死」の「ホスピス研究会」のなかでリーダーシップをとっていくことになる(6)。また、A病院の初期のホスピスボランティアもこの「生と死」の活動抜きにしては考えられない。というのも、「生と死」の「ホスピス研究会」のなかで勉強を進めた一般市民のグループが、後にA病院PCUが開設された際にボランティアのコアグループとなったからである。地理的にいっても、A病院は、「生と死」の主要メンバーが所属する大学とも隣接しており、この両者は、八〇年代から一定の協力関係にたって当該地域のホスピス運動を導く一つの主軸を形成していったといえる。

B診療所と「がん電話相談室」

A病院PCUと同時期に県の認可を得て、当該地域の最初のホスピスとして、A病院の一年前にPCUを開設したのが、次に取り上げるB診療所である。院長の山田氏を中心に、当該地域のホスピス運動について全国に向けて積極的に情報発信し、新たなホスピスのモデルを提示してきたのが、このB診療所に他ならない。ただし、このB診療所のホスピスは、その出発点からいくつかの点で従来の典型的な日本のホスピスと大きく異なっている。

山田氏自ら日本初の「診療所併設型緩和ケア病棟」ないしは「地域開放型ホスピス」というように、B診療所はもともと地域医療に取り組む一診療所が始めたホスピスである。ホスピスを作るために、「診療所」から「病院」になったという点で、B診療所はきわめて珍しい事例である。山田氏がホスピス・緩和ケアに取り組むようになったきっかけも、先に見た若林氏や馬場氏のような難病や不治の病への直面というよりは、家庭医としての「ライフサイクルの一環としての死」への注目であったという[7]。

こうした院長の姿勢の延長線上に「地域開放型」というホスピスの理念が存在している。実際、B診療所はPCUができる以前から「地域社会とのつながり」を重視し、在宅ケアに力を注いできた診療所であり、すでに八〇年代の終わりから往診と訪問看護による在宅緩和ケアに取り組みはじめている。その後、一九九二年に訪問看護ステーションと在宅介護支援センターとを診療所に併設し、一九九四年にホスピスケアの部門を設立した。B診療所ではこの過程を通じて、一貫してチーム・アプローチによる在宅ホスピスを推進してきたという。こうした実践を通じて、山田氏は地域医療学と家庭医療学の上にたつ「緩和ケアの新しい体系」を提唱することになる。PCU開設時においても、基本的には在宅ケアの支援施設としてPCUを捉え、従来の大病院併設型PCUとは異なる性格の施設となることを目指していた。

B診療所の社会に開かれた緩和ケアという方針は、同時に「地域社会の改革者」であると位置づけられたホスピスボランティアの受け入れとその教育に力を注ぐことにもつながった。事実、B診療所には、開設当初から一三〇人を超えるボランティア希望者が集まり、一一グループに分かれた多種多様な活動が行われ、ボランティア活動は実際のケアにおいても一定の役割を占めることになったという[8]。例えば、B診療所作業療法士の土井氏は患者ごとの個性に合わせたリハビリを模索するなかで、ボランティアの柔軟な働きを活用していった経験を語り、「もはやボランティア無しのリハビリは考えられない」とまでいう[9]。このように、ボランティアが病院と地域社会の架け橋として重要な位置づけを与えられていることは、B診療所の一つの個性となっている。

さらに、このホスピスボランティアとは別に、B診療所と密接な関連を持った市民団体がPCUの開設に先立って誕生し、こんにちに至るまで活発な活動を行っている。電話によるサポートを行う「がん電話相談室」および、ボランティアのサポートのもとで、当事者が対面で集う「がん患者と家族の会」がそれである。この「相談室」はB診療所の敷地内に事務局があるものの、運営主体は病院からは切り離されており、全県下の電話相談機関となっている。発足当初、主なスタッフは山田氏周辺の医師や看護師だったが、二〇〇三年時点では県下から広く集まって来た非医療従事者のボランティアが相談員の半数以上を占めるようになっている[10]。また、電話相談室では毎年一回ホスピスに関する啓蒙講演を行っており、当該地域の一般市民へのホスピス・緩和ケア概念の普及に大きな役割を果たしてきた。このように、B診療所と「がん電話相談室」は、診療所の周辺住民から一般市民に至る、広範囲の非医療従事者を巻き込むような運動を展開している。こうした運動のあり方は、先にも述べた「地域医療」を優先し「地域社会とのつながり」を重視するB診療所のホスピスの理念と一致するものと見ることができよう。

C病院と「レット・ミー・ディサイド運動」

最後に、C病院のPCUを中心とするホスピス運動を見てみよう。ただし、C病院PCUに関連した流れは、上述の二つの運動とは大きく異なる。それはC病院が後発であり、若林氏と山田氏が中心となって作り上げた医師中心の研究会との関係が薄いというだけではなく、ホスピスケアに対する基本的な姿勢の違いがその根本に存在している。このようなC病院の特徴はPCUの位置にも現れている。一般的には、C病院のPCUは、A病院と同様、いわゆる「院内病棟型」に区分される。しかし実際には、先にも述べたように、一九九九年以来、C病院は急性期病棟である関連病院と機能的にも地理的にも切り離されて運営されている。それゆえ、いわゆる「治療」が必要なときは、離れた場所にある関連病院に転院せざるを得ない。となると、C病院PCUは、表面的には日本で通常想定されている総合病院のなかのPCUと類似しているものの、実質的には病院とは切り離された「独立型」のホスピスに近い。

こうした形態はなにも偶然の産物ではなく、C病院を含む病院グループ全体の方針と大きく関わっている。それを象徴するのが、グループ全体と密接なつながりを持つ市民団体の存在である。この会は、カナダの医師が始めた「レット・ミー・ディサイド運動」(11)の影響下で、北米型のインフォームド・コンセントと患者の自己決定を尊重した医療を普及させることを目的としている。会の運動の主眼は、独自の事前指示書に基づいた「過剰医療の拒否」にあり、理事長でありPCUの担当医でもある青木氏は、患者自らが無駄な延命医療を拒否できるような賢い消費者となるべきだという。このような青木氏の理念は、独立型に近いＰＣＵを看護師中心で運営するという、日本では珍しいＰＣＵを生み出すことになった(12)。

現在の病棟責任者である看護師の石井氏によれば、Ｃ病院の場合、ＰＣＵの企画段階から病棟の構想は看護師中心のチームに一任され、現在でも基本的には「ケア優先の立場」が貫かれているという。ここでいう「ケア」とは、積極的な治療行為との対比で捉えられる概念であり、具体的には看護や介護を中心とした「ケア」を意味している。実際、Ｃ病院ではこの理念に基づき、介護福祉士をＰＣＵの正規スタッフとして雇用している。このように、通常の「看護助手」の代わりに、介護福祉士が「介護」の専門家としてＰＣＵで活動しているのはきわめて珍しい。

実際、石井氏自身も、かつて末期のがん患者に対して積極的な治療を進める職場で働いた経験から、従来の日本の過剰な医療に対しては批判的である。忙しさのあまり「泣きたい気持ちさえ持てなかった」以前の職場に比べて、「人間対人間」で関われるＰＣＵでのケアには看護の原点がある、という。これに加えて、他の二つのＰＣＵと異なり、「心のケア」の専門家を正規のスタッフとして雇用していることもＣ病院ＰＣＵの大きな特徴である。この点からも、Ｃ病院の方針として「ケア」の側面を重視していることが窺える。

5　三つの「理念」の競合

以上、地域におけるホスピス運動の形成過程を、三つのPCUを中心に整理してきた。ここからは、同一地域のホスピス運動が必ずしも共通の問題関心から発生したわけではなく、それぞれ独自の出発点から多元的に形成されてきたことが確認できる。三つのホスピス運動は、現場から従来の典型的な日本のホスピス・モデルを変革していこうとしている点では共通しているものの、それぞれが異なる力点を持った方向性を模索している点では大きな差異が認められる。そこで以下では、これまでの日本のホスピスの課題を念頭におきながら、運動のリーダーが運動を進めていくなかでもっとも強調し、PCUの運営にも具現化されていった、それぞれの運動の「理念」を析出していくことにしよう。

真実を告げること

A病院PCUのホスピス長である若林氏のホスピス運動への関わりの出発点は、告知の問題、すなわち「真実を告げること（truth-telling）」の重要性の認識であり、それが現在のPCUを作り上げていく過程においても重視されている。その結果、A病院PCUでは、告知をきちんと行うことが入院の条件となった。実際、PCUのパンフレットには告知の項目がはっきりと示され、「患者さんが病名、病状について真実を知っていることが大切であるとわたくしたちは考えています」と記されている。

若林氏は、いまだに「言わない医療者が多すぎる」現状において、A病院のような地域の中核病院が告知への明確な態度をとることは、今後の「方向性を示す」うえで重要だという。この点において、告知の問題を曖昧にしていることもある日本のホスピスに対して、A病院ははっきりと批判的な態度を表明している。

むろん、他の二つのPCUも原則的には告知が望ましい、あるいは本人に聞かれたら答えざるを得ない、と考えているにせよ、ここまで厳格な立場をとってはいない。それどころかむしろ、告知を受けた患者に入院を限定することに対して否定的な見解が語られることさえある。例えば、山田氏は、B診療所のボランティア新聞に寄稿した文章のなかで、告知を入院の条件にしてしまうと、「すでに病気の事実を受けとめることができきホスピスの目的を理解できた人達のみ」つまり、「限られた強き少数の人々」にPCUが限定されてしまう、と述べている。これは明らかに「真実を告げること」の原則を貫徹することの弊害を指摘している。

地域社会のなかで生きること

B診療所の山田氏の理念は、地域社会との密接なつながりのもとでの在宅ケアの推進にある。他の二つの病院も決して在宅医療への関心が低いわけではないものの、B診療所ほどの強い関心はない。山田氏は、二〇〇一年に在宅ケアの支援基地として開設したPCUを閉鎖する際にも、PCUがあることによって在宅ケアが阻害されてしまうと指摘したうえで、従来型の日本の施設ホスピスを厳しく批判している。さらに、山田氏は自らの経験をふまえて、現在の医療制度の下では、緩和ケア病棟と在宅医療を同時に運営しようとすると、経営上の問題が生じてしまうとも述べる。

この理念と相関関係にあるのが、ボランティア活動の重視とその自由度の高さである。実際、PCUが作られる以前から病院ボランティアが活動していたのはB診療所のみであった。もちろん、A病院でもPCU開設当初から若林氏のリーダーシップの下、積極的にボランティア活動を受け入れ、現在でも様々な活動が行われている。ただし、最初の一年間はボランティアには患者とのコミュニケーションが基本的に認められておらず、そういった意味では相対的には医療スタッフの強いコントロール下にあった。これに比べると、B診療所のボランティアの自由度はきわめて高い。三つのPCUのなかで、専任であり、かつ医療専門職ではないボランティア・コーディネーターを配置していたのはB診療所のみであるという事実からもこのことは確認できる。[13] 他方、C病院は後発であり、現在はまだボランティアの導入を模索している段階にある。

患者が住み慣れた地域で最後まで暮らすことを重視し、新たな在宅緩和ケアモデルを目指す山田氏の運動は、病院中心の従来のホスピス運動に対して明確な批判を突きつけている。また、ボランティア活動の活発さ、自由さからは、日常性の重視と従来の管理型の病院への異議申し立てを読み取ることができる。

「ケア」を中心にすること

C病院の青木氏のホスピスへの情熱は、過剰医療に対する批判的姿勢と、その裏返しの看護・介護を中心とした「ケア」の充実によって支えられている。ホスピスは痛みの緩和とともに、過剰医療を拒否し自分らしい死に方を目指す場として捉えられている。実際、先にも述べたように、C病院PCUは急性期病院と切り離されているため、このホスピスでは原則として中心静脈栄養（IVH）や抗がん剤といった「医療行為」を行うことはできない。これは治療的側面と緩和ケアの側面をそれほど切り離して捉えない従来の典型的な病院併設型PCUとは対照的である。C病院の青木氏は、そもそも日本のホスピスでは「医療」という選択肢を提示することすら良い結果を招かないという。というのも、家族がすぐに積極的治療の選択肢を選んでしまい、結果として本人にとって益のない「治療」が実行されてしまうからだ。だからこそ、ホスピスでは初めからそうした選択肢がないことを明示すべきだと青木氏は考えている。

それゆえ、C病院のPCUは看護師と介護福祉士という「ケア」専門職によって主導されることとなり、結果的には若林氏と山田氏が中心となっている、医師のみで構成される緩和医療に関する研究会とも距離をおくこととなった。この点において、C病院PCUは、医師を中心とする治療的側面の強い日本のPCUとは一線を画している。

三つの運動における理念の競合

このように、三つのPCUを中心としたホスピス運動は、それぞれが別の角度からではあるが、はじめに見た日本のホスピスの特徴、すなわち、告知の問題が解決されないままの施設中心、医師中心のホスピスケアへの批判的姿勢を示している。この点で、本章が事例としたホスピス運動は、それぞれが現状変革の意思をもって、今後の日本のホスピスの質を向上させていこうとしている点では共通した姿勢を保っている。

とはいえその一方で、一面を強調した革新的な理念ゆえに、運動同士は対抗的な関係に立ち、互いに協力関係を築くことが困難になっている。告知の問題をどう扱うのか、「治療」と「ケア」の関係をどう考えるのか、在宅ケアと施設ケアの関係をどう捉えるのか、このような基本的な方針をめぐって、互いが互いを牽制するような形で運動が進展していく。告知をしていなければ、医療スタッフと患者の間に本当の関係は築けず、それゆえ有効なホスピスケアができないとする立場は、潜在的にはそうではないケアのあり方の批判になっている。緩和ケアは基本的には「ケア」であり、従来の「治療」を持ち込むのはホスピスの理念に反する、と考えれば、治療と緩和ケアを併用している病棟への潜在的な批判になる。そもそも、PCUが存在すること自体が在宅ケアを疎外すると主張すれば、それは既存のあらゆるPCUへの批判につながりかねない。

こうして各々の運動は、同じ生活圏のなかにありながら、それぞれがあたかも独立した運動のように展開し、相互に連携して社会的アピールを行ったり、PCUのスタッフやボランティア同士が交流して知識や技術を共有したりする試みは進まなかった。三つの運動がそれぞれホスピスケアの実践をめぐり、医師の強いリーダーシップのもとで対立的な立場を選択しているがゆえに、地域レベルでの運動の連帯には本質的な困難がつきまとう。その結果、同一地域において同じホスピス運動を展開しながらも、現場レベルでも運動レベルでも有機的な連携体制をとることが困難になったのである。(14)

6　結びに代えて

本章では、ここまでPCUの形成過程を中心に、ある地域におけるホスピス運動の展開を見てきた。また、地域のホスピス運動が多元的であることに加えて、それぞれの運動の出発点となる「理念」が、従来の典型的な日本のホスピスへの批判として固有の意義を持つことを確認してきた。ただしそれと同時に、複数の運動がお互い異なる立場を強く押し出すがゆえに、潜在的な対立関係が形成され、それが互いの連携を阻む一要因になっているのではないかとの解釈を提示した。

むろん、こうした本章の試みには以下のようないくつかの限界がある。第一に、今回はあくまでも「理念」のレベルでの差異を強調したために、その他の経済的社会的要因が十分には考慮されていない。この点はいずれ稿を改めて議論したい。したがって今後、「理念」のみならず、組織や人のネットワーク、財政面での問題等、複眼的な視角から運動を分析することが求められる。

第二に、本章ではさしあたり「病棟」を中心とした記述に徹してきたが、これが地域のホスピス運動のすべてではない。特に、当該地域には従来の日本の「ホスピス運動」の主流とは距離を保ちながらも、全国的にもよく知られたがん患者の心理療法に取り組む団体があり、既存のＰＣＵを中心とする場合、こうした運動を十分にすくい上げることができない。また、近年ではＰＣＵと直接の関係はないが、独自にホスピスケアの一環を担おうとする市民団体が当該地域に生まれており、今後の動向が注目される。(15) 今後はこうした多様な流れを総括するような枠組みでもう一度事例を見直すことが必要である。さらには、他の地域でのホスピス運動との事例の比較検討を通じて、地域内で複数の運動が連携するために必要な条件や、連携の結果得られるメリットについても具体的に記述していく必要があろう。

とはいえその一方で、本章ではこれまでまったく調査研究が行われていなかった分野に、独自の視点から切り込むことで一定の成果を挙げられたように思う。特に本章が重視したのは、ホスピス運動の歴史に埋め込まれた、運動の「理念」の多元性と、それゆえの運動間の緊張関係の存在であった。この点で、今後、他の事例との比較検討が積み重ねられていけば、日本のホスピス運動の「理念型」を導出することも可能になるのではないだろうか。

補論2　ホスピスボランティアの意義と可能性

1　新しいボランティア像

「マンパワーとしてのボランティア」を超えて

これまで、高齢者福祉の現場での「ボランティア活動」といえば、洗濯や清掃、シーツ交換などの雑用から食事や入浴の介助まで、いわば職員の業務の「お手伝い」のようなものが多数を占めてきた。こうしたなかで形成されてきたボランティア観は、ボランティアに何か独自の役割を期待するものではない。むしろ、人手不足にあえぐ日本の福祉現場においては、ボランティアはマンパワーの一つとして理解されてきたのであり、多かれ少なかれ職員の負担軽減に役立つことが期待されてきた。

もちろん、実際の現場では、業務の範囲にはおさまらないボランティア活動も散見される。例えば、施設利用者の話し相手になったり、同じ趣味に興じたりすることは、職員業務の一部とはいえないだろう。とはいえその一方で、こうしたボランティア活動が、どのような意味で業務の「お手伝い」と区別されるのかは、必ずしも明確にされてこなかった。逆にいえば、これらのボランティア活動に対して積極的な位置づけが与えられないかぎり、現場の慌ただしさのなかで、ボランティアは職員の補助的役割へと回収されてしまうことになるだろう。その結果、現在でも高齢者福祉の領域においては、ボランティアに「お手伝い」以上の位置づけを与えることに成功していないように思われる。

これに対して、こんにちのホスピス・緩和ケアの現場においては、ボランティアは医療チームの一員と見なされ、職員の業務とは一線を画す形でボランティア活動が営まれている。例えば、ある病院では、コンサートを開きたいというレコードコレクターの患者の「思い」の実現をボランティアがサポートし、患者自らが選曲・司会・解説をするというイベントが開催された。また別の病院では、ボランティアと懇意になった元寿司職人の患者が、お世話になった御礼にと、ボランティアに寿司の作り方を教えるという会が開かれた。こうしたボランティア活動は、ボランティアが職員の業務とは異なる独自の役割を担っているというだけではなく、患者がイベントの主催者側に位置しているという点でもユニークなものである。

そこで本章では、いくつかのホスピス・緩和ケアの現場で生み出された「新しいボランティア像」に着目して、その意義を検討することで、何らかの専門知を有さない「素人」が、医療や福祉の現場において果たす役割を考える一助としたい。

本章の構成を以下に記す。まずは、こんにちのボランティア像に大きな影響を与えた高齢者福祉の分野でのボランティア活動を日本の社会政策の文脈で捉え、「マンパワーとしてのボランティア」観が有する問題点を明らかにする。次に、これとの対比で、いくつかの先進的なホスピスボランティア活動を紹介し、そうした活動が、「マンパワーとしてのボランティア」観を脱却し、新しいボランティア像を形成していることを示す。そのうえで、こうした新しいボランティアを「社交としてのボランティア」と名づけ、コミュニケーションの地平の拡大という観点から、ボランティアの意義を明らかにする。最後に、本章で取り上げた対人サービス活動以外のボランティア活動にも言及しながら、「看取り」を支える市民活動の課題と可能性についても考察を加えることにしたい。それでは、さっそく本論に入っていくことにしよう。

2　参加型福祉社会論と「ボランティアのとり込み化」

「ボランティアのとり込み化」と福祉ボランティア

すでに述べたように、日本の福祉現場では、長らく「マンパワーとしてのボランティア」という捉え方が支配的であり、ボランティアに独自の役割を求めるという発想はなかなか育たなかった。もちろんこの背景には、地域の「助け合い」とは区別されるような、自発的・自律的なボランティア活動そのものが、日本においては十分な歴史を有していないという問題がある。すなわち、日本の「ボランティア活動」の多くは、町内会や部落会などの旧来型の地域組織を基盤とした相互扶助活動であり、こうした活動は必ずしもボランタリーな性格を持たない、という指摘がそれである。これに関連して、ボランティア論においては、ボランタリズムとキリスト教文化の結びつき、とりわけプロテスタンティズムが強調する「国家からの自律」という観点の重要性がしばしば指摘されてきた。

しかし、こうした一般的な問題以上に、福祉領域のボランティア活動に大きな影響を与えてきたのは、一九八〇年代以降に進展した、行政による「ボランティアのとり込み化」という現象である（岡本1987）。これは、「福祉見直し」の流れのなかで、行政主導型のボランティア育成事業が推進され、ボランティア活動に公的サービスの代替をさせようとした一連の動きを指している。こうして「とり込まれた」ボランティア活動は、本人たちの意図とは関わりなく、結果として「安上がり福祉」を支えることになってしまったのである。

参加型福祉社会論の形成

以上のような「ボランティアのとり込み化」に至る日本の福祉政策の流れを理解するうえで、一九七三年は一つの分水嶺をなしている。すなわち、一方でそれは「福祉元年」と呼ばれるように、一九六〇年代の高度成長を背景として、医療や年金といった社会保障システムが整備されていく契機を形成した。しかしそれは他方で、第一次石油危機以降の低成長期の始まりを告げる年でもあり、その後の「福祉見直し」路線の端緒を切り開く契機をも形成した。言い換えれば、一九七三年を境として、日本は低成長期であるにもかかわらず、社会保障システムの整備を進めていかなければならない、という困難に直面することになったのである（武川 1999）。

その結果、日本では、年金や医療といった基本的な制度が完成しないままに、その「見直し」が開始されることになる。先に見た「ボランティアのとり込み化」という現象も、こうした流れのなかで生じてきたものである。具体的にいえば、一九八〇年代の「日本型福祉社会」論、およびその破綻を受けて登場した一九九〇年代の「参加型福祉社会」論がそれにあたる（伊藤 1996）。

日本型福祉社会論とは、七〇年代の高齢化率の上昇と女性の社会進出に伴う介護不足に対応して提唱された政策モデルであり、端的には「家族頼み」をその特徴としている。この時期、政府は家族による介護を「日本的美風」ないしは「含み資産」と称して、介護不足の問題を解決しようとした。しかし、こうした政策はすでに家族介護に依存できなくなっていた社会の実情と合わず、結局は多くの社会的入院、さらには高齢者の虐待や自殺までをも招くことになる。

そこで注目されるようになったのが、福祉部門の市場化という流れと、ボランティアや地域の福祉ネットワークを促進するという、福祉供給の「多元化」という議論である。ここにおいて、福祉供給主体としてのボランティアに熱い期待が寄せられるようになり、「参加型」の名の下に、行政自らがボランティアを育成し、組織化するという「とり込み化」が進められていくことになる。実際、厚生省は、一九八五年に「ボラントピア事業」と銘打って、社会福祉協議会に対する本格的な助成を開始するとともに、九〇年代半ばには、入試や就職の際のボランティア活動実績の評価やボランティア表彰を含め、教育面でのボランティア育成にも力を入れるようになった。

有償ボランティア問題とボランティア批判

しかしながら、実際にはこうした福祉供給の「多元化」は、行政の福祉サービス縮減とセットであり、結果としては、「福祉見直し」を正当化する論理として機能してしまった。そのうえ、本来は「自発性」を旨とする住民同士の「助け合い」が、行政主導によって組織化されるという意味でも大きな矛盾を抱えたものだった。

特に議論を呼んだのが、一部の「住民参加型福祉サービス」における「有償ボランティア」の存在である。ここでいう有償ボランティアとは、おもに地域の中高年女性によって担われる安価なホームヘルプ活動を指している。こうした独自の就業形態は、一方で公的福祉サービスの不在に対応した自主的な取り組みという側面を持つものの、他方で結果としてそうした現状を下支えしてしまうという問題をはらんでいた。すなわち、「有償ボランティア」というカテゴリーの創出は、「ボランティア」を名乗ることによって、最低賃金以下での労働を可能にすると同時に、「誰にでもできる労働」として介護労働を位置づけることで、ホームヘルパーの専門化を阻害することも帰結したのである（森川1998）。しかも、このボランティア活動は、自発的・自律的なものではなく、地域社会の助け合いを促進するという名目のもとで、行政主導で進められたものだった。

こうして、九〇年代の参加型福祉社会論は、本来ならば公的サービスで対応すべき部分を、地域住民、とりわけ地域の中高年女性に肩代わりさせるという方向で、「ボランティア」振興策を推進していくことになる。その結果、多くのボランティア活動は、それ独自の論理を有するというよりも、本来なら公的サービスが行うべき領域の単なる「穴埋め」であり、マンパワーにすぎないという位置づけを与えられるようになってしまった。こうした状況のなかで、九〇年代末にはボランティア活動は「福祉見直し」路線を下支えしているだけではなく、国家システムの「巧妙なひとつの動員」に加担しているとまで批判されるようになったのである（中野 1999）。

以上のように、日本の社会保障システム形成というマクロな視点から見た場合、「マンパワーとしてのボランティア」には、「助け合い」を志向する本人たちの善意とは裏腹に、公的なサービス体系を掘り崩しかねないという問題があった。これに加えて、ボランティアを公的サービスの補完物と見なす視点は、ボランティア側にとっても、自らの活動の基盤を危うくさせるものであった。というのも、ボランティアが単なる行政サービスの「穴埋め」にすぎないとすれば、公的サービスの充実とともに、その活動自体が不要になってしまうからである。

それゆえ、こんにち問われているのは、こうした「ボランティアのとり込み化」に抗しながら、どのようにボランティア活動の独自性を打ち出していけるか、ということである。そこで次に、こうした視点から、「マンパワーとしてのボランティア」観に対抗する動きとして、いくつかのホスピスボランティアの活動を取り上げていくことにしたい。

3　ホスピスボランティアの世界

ホスピス・緩和ケアにおけるボランティア

近代ホスピス運動は、シシリー・ソンダースによって、イギリスに聖クリストファー・ホスピスが作られた一九六七年を一つの出発点としている。それ以前の宗教的ホスピスと比較した場合、ソンダースの試みは、末期がんの疼痛コントロール技術の確立と、そのための研究・教育の強調という二点において革新的なものだったという（円山 1991）。

ホスピス・緩和ケアの定義は様々であるが、端的には、「終末期がん患者を主たる対象とした新しいケアのシステム」を指している。その特徴としては、（1）人間のスピリチュアルな側面への援助をも含む全人的ケア、（2）非階層的で多領域からなるチーム、（3）患者と家族をともに含むケアの単位、等が挙げられる（Field and Johnson 1993）。

ボランティアに関していえば、ボランティアはホスピスの「チーム」の一員として位置づけられ、ケアのなかで重要な役割を果たすことが期待されている。実際、アメリカでは、ボランティアを持たないホスピスは、ホスピスとして認可されない（服部 2003）。日本においても、ボランティア活動の活発さには濃淡があるものの、ホスピスボランティアが医療チームの一員であるという位置づけ自体は広く共有されており、ボランティアが「労働力」と見なされることはほとんどない。

例えば、著者がインタビューしたあるホスピス医は、ボランティアに対して「業務でやっていることは一切するな」といい、むしろ「余分なことをして邪魔をしてくれればいい」と述べていた。ここでは、ボランティアは医療スタッフの職務を軽減するどころか、増大させかねない存在であることが率直に肯定されている。これは、参加型福祉社会論で提唱されていたようなボランティア像とは明らかに異なる。

そこでまず以下では、日本のホスピスボランティア組織のなかでも独自の取り組みを行っている事例を二つ取り上げて、その具体的な活動を見ていくことにしたい。

X診療所のボランティア活動

最初に取り上げるのは、X診療所のボランティアである[1]。X診療所はもともと地域医療に取り組む一診療所であったが、九〇年代後半には緩和ケア病棟を併設し、その際に専任のボランティア・コーディネーターを雇用すると同時に、大規模なボランティアの受け入れを開始している。

X診療所では緩和ケア病棟が開設される以前からボランティア活動は行われていたものの、本格的なボランティア組織が立ち上がったのはこれ以降である。なお、ここで専任コーディネーターを務めていたのは、それまで医療福祉とは関係のない職に従事してきた三〇代の男性であり、彼は「地域開放型」というX診療所の理念に共鳴してこの仕事に従事することを決めたという。

X診療所は、当該地域で最初の緩和ケア病棟だったこともあり、開設当初にはわずか二一床の緩和ケア病棟に対して、一三〇人を超えるボランティア希望者が集まり、最終的には七〇人強が登録して活動を開始した。こうして集まったボランティアは、各々一〇以上のグループに分かれて、個性的な活動に取り組んでいくことになる。これらの活動のなかには、スタッフ側が当初から想定していた活動もあれば、そうでないものも含まれていた。例えば、患者の援助や、環境整備、お茶会の開催などは比較的スタンダードなボランティア活動であり、スタッフも予想していた活動であった。しかしその一方で、患者・家族の写真でアルバムを作成する「思い出の記録」というグループの活動などは、ボランティア側の提案で初めてその重要性に気づいたという。

もちろん、初めての緩和ケア病棟運営と、そこに集う大勢のボランティアのコーディネートには様々な困難が生じたことも事実である。当初は、「できることをしてほしい」というスタッフからの要請に、ボランティアが「何をやったらいいのか戸惑う」場面も少なくなかった。また、スタッフの側も、必ずしもボランティア活動への理解や経験が十分ではなく、ボランティア側から「居心地が悪い」と苦情が出たこともある。

とはいえ、ボランティア活動が軌道に乗っていくなかで、こうした問題も次第にクリアされていくことになる。特に、ボランティアが関わることで前向きに変化したある患者の事例が、その大きなきっかけになったという。この患者は、X診療所の緩和ケア病棟に入院以来ふさぎこんでいたが、あるときボランティアの入れてくれた一杯のコーヒーがきっかけとなり、ボランティア新聞に連載記事を執筆するなど、ボランティアとの関わりのなかで入院生活を積極的に楽しむようになっていった。この一件は、ボランティア側にとっても、自分たちの活動の方向性を考えるうえで貴重な経験であったようである。

こうした過程を経て、医療スタッフの側でもボランティア活動に対する理解が深まっていくことになる。実際、あるスタッフは、当初はあまりのオープンさに不安を抱いていたが、最終的には「ここではボランティアなくしては働けない」という感覚を持つに至ったと著者に語ってくれた。

Y病院のボランティア活動

次にY病院のボランティアを取り上げてみよう[2]。Y病院はX診療所とは異なり、約二五〇床の中規模の病院であり、創成期から日本のホスピス運動を支えてきた病院の一つである。緩和ケア病棟は九〇年代初頭に開設されているが、Y病院のボランティアが誕生したのは、病院開院と同時であり、すでに二〇年以上の活動実績を有している。そのため、現在でもボランティア活動は、緩和ケア病棟を含む全病棟で行われており、緩和ケア病棟のみに関わるボランティアは存在していない。

ボランティアは一年ごとの更新制であり、基本的には「幽霊部員はなし」の方針を打ち出している。インタビュー時には登録会員は六〇人程度であったが、そのなかには一〇年以上継続しているボランティアが一〇人程度含まれていた。ボランティアのメンバーは、五〇代の主婦が多いものの、他方で、フルタイムの仕事に従事しながら休日にボランティア活動に参加しているメンバーもいるという。

インタビュー時のボランティア・コーディネーターは専任としては二代目であったが、一代目・二代目ともに医療福祉の領域とは関係ない仕事に従事した後にコーディネーターに就任している。Y病院のボランティア組織は、立ち上げ当初から「病院職員の補助役割ではない、どこにも属さないソフト面の仕事」を中心に据えて活動を開始したものの、現在のようなスタイルになるまでには様々な試行錯誤があった。その結果、外来や入院時の案内と図書コーナーの運営から始まったボランティア活動は、今では夏祭りやクリスマス会といった季節ごとのイベントからコンサートや映画の上映会、さらには緩和ケア病棟での「晩酌の会」に至るまで多種多様な活動へと発展していった。

とはいえ、こうした多種多様な活動は、何もボランティアが組織立って計画的に作り上げていったものではない。むしろ、それは個々の患者との「出会い」のなかで生まれてきたものであり、それを端的に示しているのが、病院内を自由に歩き回るなかで、新しい活動を生み出していくというY病院ボランティア独自のスタイルに他ならない。すなわち、それは掃除や食事介助のように何か具体的な用事があるから病棟に行くのではなく、単にボランティアが「いる」という存在感を出すために歩き回ることから活動を開始するというスタイルである。それゆえ、Y病院のボランティア活動には「マニュアルがなく」、その場で出会ったものに反応して、「形の無いものを形にしていく」ことが求められているという。

例えば、たまたま出会った患者の「こういう歌が出てくる映画がもう一度見たい」という言葉に触発されて、口ずさむ歌のメロディーと物語の断片を頼りに映画を探し出し、すぐに上映会を行ったというケースがある。また、「牡蠣が食べたい」という患者の一言から、病室での牡蠣鍋パーティーの開催が決まったというケースもある。こうした事例には、いずれも患者とのやりとりのなかで浮かび上がってきた「思い」を、ボランティアがすばやく形にしていくというスタイルが具現されている。

このように、偶然の出会いがもたらす「自然な関わり」からボランティア活動の芽を育てていくY病院のスタイルの背景にあるのは、病院そのものを一つの「コミュニティ」と見る視点である。新しいボランティアが突然やってきて、何らかのルーティンワークを始めるのではなく、ボランティアが病院内を自由に行き来するなかで、次第に患者や家族と顔見知りになり、何気ない会話から新しいボランティア活動が生まれる。こうしたダイナミズムこそがY病院のボランティアの強みである。それゆえ、ボランティアには「お巡りさんのお世話にならないことなら何でも」、というくらいの「枠の広さ」が確保されているのである。

事例に見る新しいボランティア像

以上ここまで、ホスピスにおけるボランティアの位置づけ、およびその具体的な活動を紹介してきた。そこで確認されたのは、ボランティアが患者の「思い」を起点としながら、医療職とは異なる次元での関わりを自由に追求していくスタイルであった。こうしたボランティア活動は、医療者の仕事を増やす可能性はあっても、業務の削減に役に立つものではない。だとすれば、先に言及した「余分なことをして邪魔をしてくれればいい」というホスピス医の発言は、必ずしも誇張ではなく、こうしたボランティア活動の特質を適切に捉えていることになる。

実際、映画を楽しんだり、思い出の写真を整理したりすることは、医療行為とは何の関わりもなく、医療スタッフ側から見れば「余分なこと」に他ならない。ただし、患者から見れば、こうした活動は「余分なこと」ではなく、人生の重要な一部を形成している。先の発言はこうした「余分なこと」の重要性を医療スタッフが認め、それが職務を増大させることにつながったとしても構わないという判断のうえに成立しているのである。

それではなぜホスピスにおいては、場合によっては職務を圧迫しかねないようなボランティア活動を受容しているのだろうか。次に、この問題を考察したうえで、以上のホスピスボランティアに対する記述から得られる新しいボランティア像を「社交としてのボランティア」として概念化してみたい。

4　社交としてのボランティア

専門知と日常知

通常、ホスピス・緩和ケアは、「治すこと」だけに志向した医療に対するオルタナティブな実践として理解されている。すなわち、あくまでも治癒を目的とする近代医学にとって、死は敗北であり、最後まで忌避されるべきものであった。そもそも、イギリスでホスピス運動と安楽死運動とが同時に生起したのは、こうした思想に支えられた医療システムの下で、瀕死の患者が見捨てられ、きわめて質の低いケアしか提供されないという現実があったからである（James and Field 1992）。こうした状況のなかでホスピス運動は、必ずしも治癒しなくとも、様々な痛みを緩和することでQOLを向上させることはできると主張し、一つの大きなムーブメントを形成した。

このように治癒ではなくQOLに焦点化したホスピス・緩和ケアの実践においては、患者の死が近づくにつれて、むしろ医療「外」的な問題が重要な位置を占めるようになってくる。実際、緩和ケアの現場においては、症状コントロールが比較的うまくいった場合には、日常生活の介助や、患者のさびしさや不安への対処、さらには「やり残したこと」の実現などが主題として浮かび上がってくるという。この意味において、死の臨床には、常に何かしら専門知の地平を越えていく契機がはらまれている。

だとすれば、ここで求められているボランティアの役割は、何か特別な技能を発揮して患者をサポートすることではない。むしろ、ボランティアの果たす役割は、第一に、ごく普通の日常知を携えた人間として「そこにいること」そのものにある。実際、先に挙げたX診療所のあるスタッフは、ホスピスのお茶会でのボランティアと患者・家族との自然な関わり合いを見て、「結局は治すことのできない医療者はそっと外から見守るだけでいい」という結論に達したと著者に語ってくれた。

定着と漂流

加えて、ボランティアの大きな特徴は、職員と違って、医療組織のなかに固定的な位置づけを持たないことにある。すなわち、たいていのボランティアは週に一、二度、ボランティア活動に従事する程度であり、その流動性は職員よりはるかに高い。これは看護師や医師のように持続的なケアを提供する仕事にとっては適切な組織形態ではないが、組織上の位置づけが曖昧なボランティアだからこそ可能になる役割もある。それは、医療組織と社会との間を自由に行き来することで、現場の「風通し」を良くしていくという機能に他ならない。ホスピスボランティアの現場で頻繁に使われている「風」のメタファー（「日常の風」や「社会の風」）は、こうしたボランティアの特性を巧みに捉えている。

実際、あるホスピスナースが著者に語ってくれた事例は、こうした「風通し」の問題が患者にとっていかに重要であるかを教えてくれるものであった。このホスピスでは必ずしもボランティア活動が活発ではなかったが、ある患者の言葉をきっかけに、彼女はボランティアの必要性を強く意識するようになったという。その患者は緩和ケア病棟に入院した当時は自分で歩行することが可能であったが、次第にそれが困難になり、病棟から出ることが少なくなっていった。そんなある日、彼女がケアにあたっていると、彼が「ああ、今日は看護師の顔しか見てない、このところずっとだ」と寂しそうにつぶやいたのである。

聞いてみると、まだ歩けていた頃は病棟を出て、一階の警備員と一緒に煙草を吸いながらおしゃべりをするという楽しみがあったが、今になってはそれもなくなってしまったという。この言葉を聞いて、彼女は「段々自分の世界が狭くなっていく」ことに圧迫感を感じている患者にとって、病棟に「違う顔」がいることがいかに重要かを認識するようになったと語ってくれた。これは、ボランティアという「違う顔」が生み出す新しい「風景」の意義を明らかにしている点で、興味深い逸話である。

風景から社交へ

とはいえ、本章でも見てきたように、ホスピスのボランティア活動は、単なる「風景」に留まるものではなく、患者・家族にとっての新しい関係性を生み出していくという役割をも果たしている。実際、先に取り上げた自由に病棟を行き来するというY病院のボランティアのスタイルにおいては、最初は「風景」であったものを、次第に「出会い」へと発展させていくことが提唱されていた。

もちろん、出会いの偶然性に依拠しているボランティアの場合、どれほど歩き回ったとしても、必ずしも患者と「出会う」とはかぎらない。場合によっては、一日中とりたてて何もすることがない日もあるだろう。また別の日には、帰ろうと思ったところで患者とばったり出会って一時間話し込むこともあるかもしれない。さらに、そこで作られた関係性から、持続的なボランティア活動が展開していくこともあれば、一回きりの出会いとして完結することもあるだろう。しかしいずれにしても、互いの私的事情を必ずしも知らなくとも、たまたま出会った関係性のなかで自由に「社交」を楽しむ、そこから初めてボランティア活動が展開していくことに変わりはない。

社会学者のゲオルグ・ジンメルによれば、「社交」とは特定の地位に縛られないコミュニケーションであり、コミュニケーション自体が目的であるという点で、一種の「遊び」でもある（Simmel 1917＝1979）。ボランティアは定められた職員の業務に携わらないがゆえに、相手を「ケアされる人」ではなく固有名を持った人として、ごく普通に付き合うことが可能となる。ボランティアのミッションの中心が、業務とは関係のないところで、患者の「思い」を形にしていくことにあるとすれば、この活動の基盤となっているのは、まさにこうした「社交」の可能性にあるのではないだろうか。

5　結びに代えて

本章ではここまで、「マンパワーとしてのボランティア」という福祉ボランティアのイメージを相対化するために、比較的単純化した形で、ホスピスボランティアの活動を対比的に描いてきた。ホスピス・緩和ケアの領域においては、必ずしも専門知に還元されない人生の問題が主題化されるがゆえに、「素人」たるボランティアの役割が要請されるというメカニズムが存在している。こうした状況において、ボランティア活動は、患者のコミュニケーションの地平を豊かなものにするという点で重要な役割を果たしている。

とはいえ、その一方で、本章で展開してきた「新しいボランティア像」に関して、いくつか留意すべき点も存在している。そこで最後に二点ほど、関連する課題を指摘して、本章の記述を閉じることにしよう。

アクション型ボランティアの重要性

第一に、「看取り」を支えるボランティア活動は、こうした対人サービスの場面に限定されるわけではないことに注意する必要がある。しばしば、ボランティア論のなかで「アクション型ボランティア」

の重要性が説かれているように、対象者だけではなく、対象をとりまく「環境」や「状況」に働きかけるボランティア活動もまた重要な意味を有する（早瀬 1981）。例えば、ある患者が自宅で暮らしたいと考えているときに、それに必要なサービスを提供することも大切だが、それが一時しのぎではなく、安定したものとなるように、既存の制度を改革していくこともまた大きな意味を持っている。それゆえ、ボランティア活動にとっては、目の前の個々の患者の状況把握とともに、マクロな社会状況の把握もまた重要な課題となる。

もちろん、ホスピスボランティアのなかにも、アクション型ボランティア活動の展開は見られる。この点に関して示唆的なのは、広島のホスピス運動である。広島では、対人サービス型のホスピスボランティアもさかんであるが、それ以上にアクション型の活動が際立っている。例えば、一九九八年には、「広島・ホスピスケアをすすめる会」が中心となって、複数の市民団体が連携して署名活動を展開し、最終的には、一五万以上の署名を集めた請願が、県議会と市議会で採択された。その結果、二〇〇三年五月には市立病院に緩和ケア病棟が、九月には県立病院に緩和ケア病棟を含む「緩和ケア支援センター」が開設されている。

このように、ボランティアが市民のニーズを汲み取り、行政に働きかけることで、先進的な医療システムを形成していくことは、対人サービス型のボランティアとはまた違った形で、「看取り」を支えることにつながる。この意味では、「看取り」を支える市民活動におけるアクション型ボランティアの必要性は、もっと強調されてもよいだろう。

サービス型ボランティアの形骸化

次に、患者・家族を対象とするサービス型のボランティア活動は、マンパワーとして「とり込まれる」という形態以外にも、容易に形骸化してしまう契機をはらんでいることに注意しなければならない。例えば、ホスピス・緩和ケアの領域のみならず高齢者ケアにおいて、現在さかんに強調されている「傾聴ボランティア」にもこうした契機は含まれている。

もちろん、「聴く」ためのスキルをボランティアが身につけて、医療や福祉の現場に赴くこと自体、心理的ケアが十分に考慮されていない日本の現場においては、重要な貢献となりうる。しかし、ここには参加型福祉社会論のなかで見たように、本来であれば公的サービスとして心理職を雇用すべきところをボランティアで代替させてしまう危険性が潜んでいる。そのうえ、ボランティア自身がカウンセリング機能に特化してしまえば、ボランティア固有の機能を失ってしまうことになる。何より問題なのは、ボランティア側が「傾聴」という固定された役割に身を置いてしまうと、ボランティアの最大の武器である、場面に応じた柔軟な動きが失われてしまうことである。

ボランティアの可能性

結局のところ、Y病院の事例からも明らかなように、ボランティア活動の「強み」の源泉は、ルーティンワークに縛られていないがゆえに生まれる「自由さ」にある。組織のなかで固定的な地位を持たないボランティアは、患者や家族の個々のニーズに出会ったときに、そのたびごとに対応していくことが可能になる。こうした「出会い」が生み出す創発性に開かれていることが、ボランティア活動の強みに他ならない。それゆえ、アクション型であろうが、サービス型であろうが、特定の形式に固執して、個々の患者・家族の「思い」とは関わりなくトップダウンで進められるボランティア活動は、常に形骸化していく危険性をはらんでいる。

とはいえ、その一方で、本章で取り上げたホスピスボランティアの事例が示しているように、ボランティア活動の「自由さ」さえ担保されていれば、現場には役割を固定されてしまったボランティア側の「構え」を打ち壊すほどの多様な「出会い」が溢れている。そうした個々の「出会い」に臨機応変に応えながら、形のないものを形にしていくという作業を基本に据えるかぎりにおいては、ボランティア活動は形骸化することを免れる。その意味では、現場のボランティアたちには、そうした「危機」を巧みに回避していくための「したたかさ」と「賢さ」を備えることが求められているのかもしれない。

注

序章

（1）これらの現象の詳細な分析については、島薗（2012）を参照のこと。

（2）特に近年では、医療・福祉に従事する人々を対象とする臨床死生学のテキストも複数出版されている。その代表的なものとして、岡部・竹之内編（2009）、清水・島薗編（2010）、臨床死生学テキスト編集委員会編（2014）がある。また、近年の死生学研究のレビューとしては、心理学分野に限られるものの、川島（2010, 2011）が適切な見通しを与えてくれる。なお、このほかにも聖学院大学出版会の『臨床死生学研究叢書』が二〇一五年現在五巻まで出ており、死別ケアを中心とした論考が収められている。

（3）これらの研究のうち新たな流れとしては、脱伝統的な葬送儀礼の誕生に着目したものや葬儀産業に関するものがある。本書では紙幅の都合上これらの研究成果については直接的には言及できないが、前者の例として中筋（2006）を、後者の例としては田中（2004, 2005, 2007, 2008）を挙げておく。

（4）実際、その是非はともかくとして、英語圏の死生学はそれ自体が終末期医療の問題との関連で生じてきた。この点について、島薗進らは以下のようにまとめている。「英語圏の死生学はホスピス運動がもっとも大きな動因となっている。近代科学や病院が取り扱いかねている「死にゆく者の看取り」という課題に応えるための学びである。加えて、「死別の悲嘆」をどのように受け止め和らげていくのかという問いが切実なものだった。一人の人が亡くなるとき、その人と家族ら周囲の人々に何ができるかという臨床的な問題意識が先行し、他の関心を凌駕していた」（島薗・竹内編 2008：1）。

（5）国内におけるまとまった研究成果として、前者については近藤（2010）を、後者については会田（2011）を挙げることができる。

（6）ホスピス・緩和ケアに関する用語の定義および本書での使用法については、本章注9および、第1章注1を参照のこと。

（7）岡部医師の詳細な伝記については、奥野（2013）を参照のこと。

（8）実際、岡部との個人的な会話のなかで印象に残っているのは、彼がほとんどそれまで終末期ケアに取り組んできた主要な施設を訪問したことがない、という事実を知ったときのことである。なお、日本におけるホスピス・緩和ケアの歴史については、谷（1996a, 1996b, 1997）を参照のこと。

（9）彼が参考にしたのは、一九九〇年の以下のような定義である。「緩和ケアとは、治癒を目指した治療が有効でなくなった患者に対する積極的な全人的ケアである。痛みやその他の症状のコントロール、精神的、社会的、そして霊的問題の解決が最も重要な課題となる。緩和ケア〔の〕目標は、患者とその家族にとってできる限り可能な最高のQOLを実現することである。末期だけでなく、もっと早い病期の患者に対しても治療と同時に適用すべき点がある」。なお、この定義は二〇〇二年に以下のように変更されている。「緩和ケアとは、生命を脅かす疾患による問題に直面している患者とその家族に対して、痛みやその他の身体的問題、心理社会的問題、スピリチュアルな問題を早期に発見し、的確なアセスメントと対処（治療・処置）を行うことによって、苦しみを予防し、和らげることで、クオリティ・オブ・ライフを改善するアプローチである」。なお以上の翻訳は、特定非営利活動法人日本ホスピス緩和ケア協会によるものである（http://www.hpcj.org/what/definition.html）。

（10）爽秋会の大きな特徴の一つは、同一法人内に医師だけではなく、看護師、リハビリテーションといったコメディカル部門、さらには介護事業所も併設している点にある。岡部によれば、これには経営上の利点もあり、医師による往診だけが高い利益を生むような現在の診療報酬システム下で、赤字部門を同一法人ですべて抱えることにより、看護・介護サービスを高い水準で維持することが可能になるという（奥野 2013：154-5）。

（11）在宅での看取りを担うことが期待されている「在宅療養支援診療所」の実際については、阿部（2008）に詳しい。

（12）例えば、二〇〇九年に宮城県のがん患者のうち、自宅で亡くなったのは約六六〇名であり、その約四割は岡部医院で看取っていることになる。これにより宮城県のがん在宅死亡率の「底上げ」がなされており、実際、全国のがん在宅死亡率の平均は八・三%であるが、宮城県では一〇%を超えている（奥野 2013: 136）。

（13）全身用CTの設置台数は、一九八一年の六六四台から一九九六年の六九二九台へと、一五年間で一〇倍以上に増加している（島崎 2011: 89）。

（14）日本における施設死の増加について実証的な検討を行った社会学者の黒田浩一郎は、その結論部で、施設死の増大の背景にあるのは、通常指摘されるような核家族化や介護負担の問題ではなく、医療の利用可能性の増大ではないかと示唆している（黒田 1993）。

（15）東海大安楽死事件については、本章で取り上げた永井の著作以外にも、ルポルタージュとしては、入江（1996）と三輪（1998）がある。また学術雑誌にも多くの研究論文が掲載されているが、特に重要なものとしては、『ジュリスト』一〇七二号の特集がある（内藤ほか 1995; 唄 1995a; 町野 1995）。また、判決本文については、町野ほか編（1997: 18-36）に所収されているほか、当時この判決文を執筆した裁判官の松浦繁が、後に回顧的な文章を書いている（松浦 2008）。その他の判例紹介としては、唄（1995b）、小田（2001）、甲斐（2003）第五章を挙げておく。

（16）この事件がそれまでの安楽死事件と大きく違ったのは、医師による安楽死であったという点である。すなわち、それまでの事件は、患者の苦しみを見るに見かねた家族が直接手を下す、というものであった。こうした「安楽死」は、初めてこの言葉を日本に輸入した森鷗外の『高瀬舟』のケースと同じものである。それがこの事件以降、構図は大きく変わる。つまり家族の依頼の有無にかかわらず、医師が直接手を下すことの是非へと論点は移っていくのである。この意味で、新しい「安楽死」問題は、先に確認したような「病院死の時代」を背景に初めて成立したものである。

（17）具体的には以下の四つの要件である。（1）耐え難い肉体的苦痛がある、（2）死が避けられず、死期が迫っている、（3）肉体的苦痛を除去・緩和するために方法を尽くし、他に代替手段がない、（4）生命の短縮を承諾する患者の明示の意思表示。なお、この判例では傍論として、治療中止についても次の三つの要件を挙げている。（1）死が避けられず、死期が迫っている、（2）患者の意思表示（ただし家族による推定的意思も可）、（3）治療中止の内容は、水分や栄養補給の中止も含む。

（18）これをもっとも直截に山崎が表現した文章が以下のものである。「そしてそれら多くの死に共通することは、彼らの死が死んでゆくべき患者自身の存在とは、まるで無関係であるかのように、まるで他人事のように進行し、終結していくということなのだ」（山崎［1990］1996：107）。

（19）インフォームド・コンセント概念の輸入の経緯については、田代（2011）第一章を参照のこと。

（20）例えば、このような相互の話し合いに基づいた合意プロセスを重視するガイドラインとして、厚生労働省の「人生の最終段階における医療の決定プロセスに関するガイドライン」（二〇一五年）や日本老年医学会の「高齢者ケアの意思決定プロセスに関するガイドライン」（二〇一二年）がある。前者については樋口（2008）第五章を、後者については日本老年医学会編（2012）を参照。また、日本老年医学会のガイドラインの考え方のベースになっている哲学者・清水哲郎の「共同行為としての医療」論については、清水（1997）を参照のこと。

（21）社会学者の奥山敏雄は「死にゆく過程の構築」という用語で本章の議論と類似の議論をしている（奥山 2002, 2010）。ただし、奥山の議論においては、構築された「死にゆく過程」には「死のアウェアネス」「死の受容」「全人的苦痛の緩和」という三つの焦点があるとされているが、本章ではこのうち最初の点に絞って「死にゆく過程の発見」に含めている。むしろ残りの要素については、こうして「発見」された「死にゆく過程」に対する支援の技法として区別して議論することにしたい。

（22）このことを社会学者のクライヴ・シールは「死にゆく人々の役割（dying role）」という概念を用いて説明して

いる（Seale 1998)。なお、シールの議論の紹介については福島（2010）を参照のこと。

（23）この点に関連して、社会学者のアラン・ケレハーは、前近代社会においては死の予見可能性がきわめて低いため、その焦点は突然の死別に伴う周囲の人間の「悲嘆」となるのに対し、近代化に伴い予見可能性が高まると、むしろ「死にゆく過程」に伴う実存的な苦痛へと関心がシフトしていくと指摘している（Kellehear 2007)。

（24）例えば、そのもっともわかりやすい例として、アメリカのホスピス運動において重要な役割を果たしたエリザベス・キューブラー＝ロスの一連の著作を挙げることができる。彼女の最後の著作である『ライフ・レッスン』はその名のとおり、「死にゆく人々から学んだ教え」を一四の「レッスン」としてまとめたものであり、それはそのまま「生き方の指南書」となっている（Kübler-Ross and Kessler 2000＝2001)。

（25）ここで小倉が主に依拠しているのは、この逆説性を指摘した社会学者・木下康仁の高齢社会論、および社会学者ウルリヒ・ベックらの再帰的近代化論である（木下 1990；Beck et al. 1994＝1997)。

（26）これはホスピス・緩和ケアにのみあてはまる問題ではなく、実は医療全体の変化に関係している。治癒を目的とした医療からＱＯＬを目的とする医療への変化については、猪飼（2010）を参照のこと。

（27）さらに広い視点からは、社会全体が「老いと死」を迎えつつあることが、死生観を「時代の問い」へと押し上げているといえる。これに関連して、社会学者の見田宗介は、あらゆる生物種が「爆発以前期」「大爆発期」を経て、定常状態である「爆発以後期」に移行していくというロジスティックス曲線を人間社会に敷衍したうえで次のように述べている。近代社会とはそもそも「地球という有限な空間上での、人間というよく適合した動物種による、このような「大爆発」の局面」であった。これに対して二〇世紀後半からの現代社会は、「「近代」の加速度的な増殖の最終的な局面であると同時に、この増殖に絶対的な「限界」の存在することの知覚の、共有されはじめた局面であった」（見田 2006：145-7)。見田の時代診断に従って、現代社会の主たる課題が「有限性」とどう向き合うかということであるとすれば、「死」はそのなかでももっとも「有限性」の問題が先鋭化する局面である。なお、この見田の時代診断をさらに推し進めたものとして、加藤（2014）がある。

(28)グレイザーとストラウスは、国立衛生研究所（National Institute of Health, NIH）の支援を受けて一九六〇年代にサンフランシスコの六つの病院で参与観察とインタビューを行い、最終的に四つのモノグラフを公刊している（Glaser and Strauss 1965＝1988, 1968；Strauss and Glaser 1970；Quint 1967＝1968）。なお、『死のアウェアネス理論と看護』のコンパクトな紹介として、森岡（1996）が有用である。またストラウスの研究全体における本研究の位置づけについては藤澤（1989）を参照のこと。

(29)グレイザーとストラウスによれば、「オープン認識」以外に、死をめぐる認識文脈には以下の三つが存在しているという。第一は「閉鎖認識（closed awareness）」であり、患者の死が近いことを患者以外の人は知っているが、患者本人は知らないという状況である。第二は、「疑念認識（suspected awareness）」であり、周囲の人々は自分の病状について何か知っているのではないかと患者は疑念を抱き、彼らから情報を引き出そうと「かけひき」が繰り返される。第三は、「相互虚偽認識（mutual pretense awareness）」であり、患者も周囲の人々も事実を知っているにもかかわらず、互いに知らないふりをするというものである。

(30)この文脈でよく引用されるのは、一九五〇年代に実施されたドナルド・オーケンの調査結果と一九七〇年代に実施されたデニス・ノヴァックらの調査結果との対比である。両者は同じ質問票を用いて調査しているが、前者では九割の医師ががんという病名を告知しないと答えたのに対し、後者では逆に九割の医師が告知すると回答した（Kaplowitz et al. 1999＝2005）。

(31)グレイザーとストラウスの研究に関しては、その後の質的研究方法論の発展に伴う方法論上の課題も存在している。この点については、田代（2013）を参照のこと。

(32)こうした研究の嚆矢としては、Field（1989）を挙げることができる。

(33)ただし、ロートンの著作に代表されるような英語圏の死にゆく過程に関する近年のアプローチは、主に身体の脆弱性に焦点をあてたものであり、本書の問題意識とは必ずしも一致しないため、本書では主題的には取り上げない。なお、これら一連の研究については、ケレハーが「崩壊（disintegration）という主題——衰弱としての死にゆく過程（dying as collapse）」として整理しており、ロートンの著作以外にも、McNamara（2001）やArmstrong-Coser（2004）をここに含めることができる（Kellehear 2009: 11-3）。

（34）この背景には、そもそも日本では諸外国以上に長い間、死の問題を主題に据えた社会学的研究がほとんど行われてこなかったという事情もある（武川 2008）。

（35）具体的には、二〇〇一年には副田義也が編集した『死の社会学』が公刊され、二〇〇〇年代後半には「死の社会学」に関連する三冊の単著が公刊されている（中筋 2006; 澤井 2005; 樽川編 2007）。また、二〇一五年には『死別の社会学』と題された論文集も公刊されている（澤井・有末編 2015）。

（36）なお必ずしも社会学者の手によるものではないが、死別体験を含む、小児がんの親の体験の研究が手厚く行われているのも国内の研究動向の特徴である（戈木 1999; 金子 2009; 三輪 2010; 鷹田 2012 など）。ただしこれらもまた、その他の遺族研究と同様、死にゆく当人よりも、家族の側に光が当たっている。

（37）中筋（2006）や井上（2003）をその代表的な成果として挙げることができる。ただし、この分野は社会学よりも宗教学や人類学・民俗学、歴史学から主要な研究成果が生み出されている点には留意しておきたい。

（38）社会学という文脈を離れた場合には、小児がん病棟での人類学的なフィールドワークの成果と、緩和ケア病棟での発達心理学者によるエスノグラフィックな研究成果が存在しており、貴重な先行研究となっている（田代 2003; 近藤 2010）。ただし前者は小児という特殊な事情もあり、オープン認識を前提とはしていない点で、後者はもっぱら緩和ケア病棟内でのフィールドワークに基づくものという点で、本書とは異なっている。

（39）国外のフィールドでは、イギリスの施設ホスピスとアメリカの在宅ホスピスについて、それぞれ社会学者の早坂裕子と文化人類学者の服部洋一による先駆的なエスノグラフィーがある（早坂 1995; 服部 2003）。またイタリアについては、社会学者の福島智子による研究がある（福島 2002, 2003）。

（40）具体的な研究成果としては、三井（2006）、三橋（2009）、松岡（2012, 2014, 2015）、株本（2013）、竹内（2014）などを挙げることができる。ただしこれらの研究は主に医療・福祉専門職へのインタビューによるものであり、ケア提供者の視点から見たものである。この点で、患者・家族の観点からの取り組みはまだ十分ではない。こうした視点に立つ先駆的な研究としては、藤澤（2008）、田口（2009）、相澤（2010）、井藤（2015）などがある。

第1章

（1）「緩和ケア（palliative care）」という言葉は、一九七〇年代以降に主として英語圏以外の国で使われるようになった表現であり、本章では「ホスピス」ないしは「ホスピスケア」と互換的に使用する。また日本では慣用的に「ホスピス・緩和ケア」と両者を並列する用法が広く使われているが、これも基本的には同じ意味で使用する。なお、近代ホスピス以前のホスピスについては、岡村（1999）が詳しい。

（2）とりわけ、熱心なキリスト教徒でもあったソンダースにとって、ホスピスケアには宗教的要素が不可分なものとして認識されており、これはそれ以前のキリスト教的ホスピスとの連続性を担保していた部分であった。初期ホスピス運動の宗教性については、Stoddard（1978＝1982）およびdu Boulay（1984＝1989）を参照。ただし、ホスピス運動の発展に伴い、宗教的要素は徐々に弱まっていくことになる（Bradshaw 1996）。

（3）ソンダースの初期の著作に依拠して「全人的痛み」概念を分析したものとしては、社会学者デイヴィッド・クラークの研究がある（Clark 1999）。

（4）序章の注9を参照のこと。

（5）日本のホスピス運動の担い手たちの関心の多様性については、本書補論1を参照。

（6）ホスピス・緩和ケアはサービス提供の体制に即していえば、緩和ケア病棟と在宅緩和ケア以外にも、一般病棟における緩和ケアチームという形態がある。この緩和ケアチームによるコンサルテーション活動に対しては、二〇〇二年四月より「緩和ケア診療加算」という診療報酬制度が設けられている。

（7）これに対して、同一の敷地内に病院からは独立したホスピス棟を持っている場合（院内独立型）や、病院から完全に独立した施設をホスピスとして運営している場合（完全独立型）があるが、いずれも少数派である。

（8）こうした制度化の一つの帰結として、現在イギリスで問題になっている看取りのケアのクリニカルパス（リバプール・ケア・パスウェイ）をめぐる議論を位置づけることができる（菅野ほか 2013；児玉 2013）。これは二〇〇〇年代初頭にイギリスで開発された看取りのケアのクリニカルパスが不適切に使用された結果、画一的なケアが一般病棟に拡大し、ケアの質を低下させてしまった、という問題である。なお、日本クリニカルパス学会によれば、クリニカルパスとは「患者状態と診療行為の目標、および評価・記録を含む標準診療計画であり、標準からの偏位を分析することで医療の質を改善する手法」と定義される（http://www.jscp.gr.jp/about.html#sub02）。

（9）ウォルターは、この「後期近代の死」と患者中心の「ポスト近代の死」の両者を合わせて「ネオ近代の死」と呼び、「伝統的な死」および「近代の死」と対比させて論じている。ウォルターの議論の概要については、黒田（1998）、澤井（2005）、鷹田（2015）の論考を参照。

（10）二〇〇三年六月一〇日の土井氏へのインタビューより。この調査の概要については、補論1を参照のこと。

第2章

（1）この点については、補論1を参照。ただし実際には一九九〇年代のPCUの告知率には大きなばらつきがあり、八割を超える施設もある一方で、五割以下の施設も少なくなく、なかには三割に満たない施設もあった（志水ほか 2000）。なお当時の各施設の告知率は、ターミナルケア編集委員会編（1998）に詳しい。またイギリスのホスピスにおいても、少なくとも一九八〇年代までは同様の事態が存在していたとされている（Saunders and Baines 1989＝1990：8–9）。

（2）こうした主張を正当化するかのように、当時多くの医師の間で流布していたのが、「告知をすると患者はショックを受け、自殺してしまう」という逸話である。その一例として、田口（2001：103）を参照。

（3）厚生省・日本医師会編（1989：17–54）に所収。なお、このマニュアルはその後数度改訂され、告知に対するスタンスも大きく変わっている（現在の名称は「がん緩和ケアに関するマニュアル」）。現在の平成二二年改訂第三版は公益財団法人日本ホスピス・緩和ケア研究振興財団のホームページから全文入手できる（http://www.hospat.org/practice_manual-top.html）。

（4）江口編（1997：209-15）に所収。また、国立がん研究センターがん対策情報センターのホームページより全文が入手可能である（http://ganjoho.jp/professional/communication/communication01.html）。

（5）この告知率上昇の背景には、日本における「インフォームド・コンセント」概念の導入がある。詳しくは、Leflar（1996＝2002）を参照のこと。

（6）こうしたギャップは、別の時期に行われた同様の調査結果からもおおむね支持されている（佐々木ほか 1999；大山ほか 2000）。

（7）著者らが二〇一一年に実施した、宮城県と福島県で在宅緩和ケアを利用した遺族一一九一名を対象とした調査では、七六・六％の患者が病名の告知を受けていたことがわかっている（田代ほか 2013）。この結果から、二〇〇〇年代を通じて少なくとも病名告知に関しては、かなり大幅な変化があったことが推察される。

（8）二〇〇〇年前後に行われたある調査では、約半数の医師が、患者は予後告知を希望しているだろうと予測しつつも、実際には一〇％以下の患者にしか告知していない、という現状が報告されている（三浦ほか 2000）。

（9）この点については、遺族を対象とする調査においても同様の結果が示されている（田代ほか 2013）。

（10）近年の告知率を明らかにした全国規模の調査として、松島英介を主任研究者とする厚生労働省の研究班が行った調査結果が参照されることがしばしばある。具体的には、二〇〇四年に全国の中小規模の病院を対象として行った調査と、二〇〇六年に全国の病院に対して行った調査がそれである。前者によれば、病名告知率は四五・九％、予後告知率は二六・六％であり、後者によれば、それぞれ六五・九％、三〇・一％であったとされる（松島ほか 2004, 2006）。これらの調査結果は、いずれもメディアで大きく取り上げられたため、しばしば緩和医療や医療社会学・生命倫理学等の文献において直近の告知率を示すものとして引用されているが、本章ではそうしなかった。その一つの理由として、これら一連の調査が、それまで行われてきた告知率の調査とはまったく異なる方法を用いて告知率を導出している点がある。従来の調査では、主に（1）診療録等を遡って告知の有無を調べる、ないしは（2）遺族を対象として告知の有無を調べる、のいずれかの方法がとられていた。しかし松島らの調査では、各施設に対して施設ごとのおおよその告知率を聞いたうえで、それらを平均するという方法をとっており、従来の調査結果と比べて著しく精度が低い数値が出ている可能性がある。なお、二〇〇六年度調査の結果については、林謙治を主任研究者とする厚生労働省の別の研究班の報告書の中にも収録されているが、基本的には同じ調査である（児玉ほか 2006）。

（11）ただし、予後告知についてはアメリカにおいてもそれほど進んでいないという報告もある。さしあたり、宮地（1992）および Christakis（1999＝2006）を参照。

（12）本インタビュー調査は、厚生労働省「第三次対がん総合戦略研究事業」の一環として、二〇〇六年九月から二〇〇八年五月まで、一〇人の在宅がん患者を対象として断続的に行われ、相澤出（爽秋会岡部医院）および、諸岡了介（島根大学）との共同研究として実施したものである。本調査の目的は、発病から現在に至る経緯を自由に語ってもらうことで、在宅がん患者が病気と死に対してどのような苦悩を抱えており、それにどう対処しているのかを明らかにすることにあった。詳細については、田代（2008）を参照。

（13）以下で使用するインタビュー・データは、二〇〇六年一〇月五日および一二日に実施されたものである。

（14）以下で使用するインタビュー・データは、二〇〇六年九月一四日および二一日に実施されたものである。

（15）以下で使用するインタビュー・データは、二〇〇六年一〇月六日および一二日に実施されたものである。

（16）この点に関連して、予後告知に関する先行研究をレビューしたシェイラ・イニスらは、予後情報についての患者の希望はきわめて多様であり一般的な方針が立ちにくいがゆえに、「きわめて個別的なアプローチ」が必要であると指摘している（Innes and Payne 2009: 32）。

（17）在宅緩和ケア医たちの実践においては、おおまかには以下の三点が重視されている（川越編 1996; 二ノ坂

2005)。まずは、(1)予後の厳しさを、慎重に伝える(「自分の命があと一か月しかないと思って、生活の予定をたてて下さい」など)。しかしその一方で、(2)予後の不確実性を伝える(「でも、あと二か月と言われて、二年も生きている人もいますよ」など)。いずれにせよ、(3)最後まで共に歩む姿勢を示す(「このあとも、一緒に頑張っていきましょう」など)。

第3章

(1)実際、山崎さん自身が、自分の仕事を振り返るなかで、「[同級生は]まさか……私がこういう仕事してるとは夢にも思わなかったですね」と、過去との断絶を語っている。

(2)「決めたことは決める人」という表現は、治療選択についての語りにおいて、「私の性格」として語られた表現であり、当時の看護師の記録にも同じ表現が数度出てきている。

(3)社会学者の桜井厚によれば、モデルストーリーとは、研究対象者の所属する集団で流通している語りのことであり、それは社会全体で流通している語り(「支配的な語り」)に対して対抗的な内容を持つ場合がある(桜井 2002: 250-6)。ここでは、現代医療における支配的な語りを「回復の語り」と見なしたうえで、必ずしも治癒のみを目的としない緩和ケアの語りをその対抗言説として捉え、緩和ケアのコミュニティ内で流通している言説をモデルストーリーとして捉えている。

(4)第1章で述べたように、近代ホスピス運動の一つの大きな主張は、たとえ完治できなくとも、様々な痛みを緩和することで、QOLを上げることはできるというものである。実際、山崎さんは、本のあいだに挟んだ緩和医療に関する新聞記事を示しながら、「がんで苦しんで苦しんで、やっと生きていける」がん治療との対比で、「限りある人生を豊かに」生きる緩和ケアという理解を語っている。

(5)この部分は「遺志」(ないしは「意志」)の可能性も考えられるが、ここでは一般的な「思い」という意味だと判断して、この漢字を当てている。なお、これ以外の箇所でも娘の宗教活動について触れた箇所で、山崎さんは「意思を継ぐ」という表現を使っている。

（6）この論点に関しては、社会学者の浅野智彦による論考が適切な見取り図を提供してくれる（浅野 2005）。

（7）この可能性を追求したものとして、社会学者の山崎浩司による論考がある（山崎 2010）。

第4章

（1）岸本は、これまでに観察された多様な死生観（彼の言葉では「生死観」）を「永遠の生命」の把握の仕方から四つに類型化できるとし、本文で挙げたもの以外に「肉体的生命の存続を希求するもの」「死後における生命の永続を信ずるもの」「現実の生活の中に永遠の生命を感得するもの」を挙げている（岸本 1973: 101）。このうち、最後の類型について岸本は「生命の永存の問題を、時間の場面から、体験の場面に置きかえたもの」であり、「生命を時間的に引き伸ばそうと努力する代りに、現在の刻一刻の生活の中に、永遠の生命を感得せんとするもの」と規定したうえで、具体例として、作品の制作に没頭する画家を挙げている（岸本 1973: 112）。

（2）「生成継承性（generativity）」とは、発達心理学者のエリク・H・エリクソンが、「生み出す（generate）」と「世代（generation）」という二つの言葉をかけあわせて作った造語であり、端的には「次世代を確立させ、導くことへの関心」（Erikson 1963=1977/1980）と定義される。一九八〇年代以降、主に社会心理学の分野で注目されるようになり、現在では学際的な研究テーマとして様々な文脈で研究されている（Kotre 1984; McAdams 1988）。多義的な概念であるが、その核にある発想は、「自己の存続」と「自己を超えたものの存続」を同時に含む点にあるとされる。この点に関して、発達心理学者のやまだようこは生成継承性概念を「自分を生かしつづけたいというナルシシズムと、個人としての自分を超えて他者のために生きるという利他主義、両者のパラドックス」と説明している（やまだ 1999: 9）。

（3）この点について、チョチノフはディグニティ・セラピーにおける「宛名は重要なのですか」という質問に対して、以下のような回答をしている。「大変、重要です。これが、回想法との大きな違いです。症例三〔五九歳の女性〕では、ペット全員が宛先に指定されましたが、それはユーモアというよりも、人生の根幹に関わるテーマだからでした。症例七〔四四歳の女性〕では、離婚時相手方についた長男とのあいだに確執があったため、文書は長男宛にされなかった一方、長女はまだ幼かったため現時点で彼女に理解できる程度の文章を作成するのではなく、一五歳になった頃に理解できるようなものが想定されました。また症例九〔三八歳の女性〕は、フィアンセに文書を遺すかどうかかなり迷ったあとで、家族宛の文書にされました。さらに、症例一〇〔四六歳の男性〕は離婚について伏せていたものの、面接中に別れた妻がいることをはじめて語り、自分の母親だけではなく元妻と長男も宛先として含めることを決意し、録音面接を再試行しました」(小森・チョチノフ 2011:153)。

(4) この間の経緯については、桐原(2008)に詳しい。

(5) ディペックスは、オックスフォード大学とNPO法人ディペックス・チャリティが共同で運営する、患者の語りについての巨大なデータベースである(現在はイギリスのウェブサイトは「ヘルストーク」という名称に変更されている)。ディペックスには、千人を超える患者やケア提供者の語りが、映像データ、音声データ、文書データの三つの形式で収録されている。それぞれの語りは、「がん」「心疾患」「神経疾患」「出生前診断」など三〇項目以上に分類されており、そのなかには終末期患者の語りも含まれている。二〇〇六年には、ディペックス・ジャパンが発足し、日本でも同様の試みが開始されている。

(6) このライブラリーを国立情報学研究所と共同で開発したのは、もともと図書館司書の石井保志が中心となって進めていた「健康情報棚プロジェクト」である(健康情報棚プロジェクト編 2005)。このプロジェクトは、二〇〇四年に発足し、図書館員や古書店店主、医療関係者などの協力を得て、闘病記の系統的な収集を行い、それを疾患別に整理したうえで、各地の図書館に寄贈するという活動を進めてきた。このプロジェクトの成果をもとに、患者・家族や医療者などが必要な闘病記を見つけることができるよう、ウェブ上でサポートを提供しているのが、闘病記ライブラリーである。

（7）例えば、川越らは自宅で祖母を看取ったある女性が、最期の時をともに過ごすなかで、その振る舞いから祖母がいかに日々の食事や家事に気を配り、周囲の人々の手助けとなるように生きてきたかを学ぶことができたと指摘している（川越・川越 2005）。

第5章

（1）お迎え体験以外にこうしたシンボリックな意味を持つ終末期の体験としては、死の間際に急に意識が鮮明になる「終末期覚醒」または「終末期寛解」と呼ばれる体験や、身近な人間がその死を不思議な形で知る「虫の知らせ」などがある（諸岡 2009, 2014）。
（2）臨死体験とお迎え体験との違いについては、諸岡ほか（2008：132-6）に詳しい。ただし意識レベルに関していえば、「お迎え」はしばしば「夢のなかの出来事」として語られることもあるため、著者としてはむしろ単純に「あの世の様子」が主題になるのが「臨死体験」であり、「死者との再会（とそれに伴う自己の死の予期）」が主題になるのが「お迎え体験」である、と整理したい。
（3）この他に国内の文献としては、森田ほか（1996）、海外文献の邦訳としては、Callanan and Kelley（1992＝1993）、Osis and Haraldsson（1986＝1991）、Kessler（2010＝2011）などがある。
（4）岡部との個人的な会話による。
（5）Oさんの事例については、岡部（2001）に詳しい。
（6）岡部との個人的な会話による。
（7）岡部らは具体例として、「先生、「お迎え」が来たから私はもうあと三日だね」と言い、その一週間後に亡くなったIさん（七九歳、男性）の事例を挙げている（清藤ほか 2002：45）。
（8）岡部との個人的な会話による。
（9）調査票の提供を受けて再集計を行ったところ一三九名分の回答が存在していたため、この点は誤集計と考えられる。また、一三九名分の回答のうち、実際には白紙が多数含まれているため、真の有効回答数は一二〇である（この場合は、回収率は四九・二％となる）。この点に関連して、岡部らの報告論文（清藤ほか 2002）においては、基本的には一三八を分母として割合が示されていることに注意が必要である。

(10) 質問項目は以下の一〇項目である。（1）岡部医院をどうやってお知りになりましたか、（2）故人を看取られ、今感じているお気持ちをお書きください、（3）「お迎え」という言葉をご存知ですか、（4）「お迎え」という言葉から連想される事柄を教えてください、（5）故人を看取られる時にいわゆる「お迎え」を感じられる場面はありましたか、（6）どのような場面でそう感じられましたか、（7）具体的にはどんな内容でしたか、差し支えない範囲でお教えください、（8）「お迎え」をどう思われますか、（9）（8）でお答えになった理由をお教えください、（10）その他なんでもお気づきの事などご記入ください。このうち半数が記述式である。

(11) この点に関しては、「死者イメージは、多くの生活者にとっては、まさにイメージというレベルで受けとめられるものであって、かならずしも整合的・反省的な言語で解説されるような体系的な「他界（来世）観」や「霊魂観」を前提にする必要はない」という池上良正の指摘が参考になる（池上 2006：314）。

(12) この「七割」という数字は、「お迎え」を感じる場面の有無に対する回答のうち、無回答の二九名を除く一〇九名中「有」と回答した七六名の割合を示したものだと考えられる。

(13) 研究班のメンバーは、著者のほかに、相澤出（爽秋会岡部医院）、諸岡了介（島根大学）、岡部健（爽秋会岡部医院）の計四名であり、質問紙の作成、調査の実施、データの分析、報告書の執筆を分担して行った。なお、調査結果の詳細については、相澤ほか（2007）および諸岡ほか（2008）を参照のこと。また同様の調査を二〇一一年にも実施しているが、お迎え体験に関する項目については二〇〇七年調査とほぼ同様の結果が得られているため、ここでは割愛する。

(14) その代表例としては、イギリスの神経精神医学者のピーター・フェンウィックらが実施した終末期体験に関する一連の調査研究を挙げることができる。彼らの実施した緩和ケアに従事する医療職対象の調査によれば、六割以上が「お迎え」と類似の体験を見聞きしたことがあるという（Fenwick et al. 2010）。なお、「現象としてのお迎え」が死の理解にもたらす一つの影響は、死の問題を「人と人との関係の問題」として再定義させるという点である。すなわち、先述したように、お迎え体験は事実上「あの世／この世」の区別を前提としているにもかかわらず、「具体的なあの世の様子」などはほとんど問題にされない。むしろ具体性をもって立ち現れてくるのは、「誰が」そこに連れて行くか、という点である。

(15)『広辞苑（第六版）』（岩波書店、二〇〇八年）による。

(16) ただし、諸岡らが指摘するように、現代の「お迎え」を直接的に「来迎」と結びつけることには無理がある（諸岡ほか 2008：131）。すでに示したように、現代のお迎え体験においては、往生伝のように「仏」が現れることは稀であり（五・二％）、むしろ往生伝にはない近親者や友人などが現れるパターンが半数を超えている（表5-5）。加えて、すでに第一回調査の考察で示されていたように、そもそも現代の「お迎え」においては、「西方浄土」のような「あの世」の具体的な様子はほとんど問題にならない。この点で、少なくとも現代のお迎え体験を浄土信仰へと還元するような解釈には無理がある。

(17) ただし、現在のお迎え体験を直接こうした規範と結びつけることには困難がある。確かに「お迎え」で現れる人物の多くは、家族や親戚であるものの、実際には父母以上に系譜を遡ることは稀である。また、「縦のライン」ではない、「配偶者」や「きょうだい」も多く、さらには、知人・友人や人物以外のペットなどが現れるケースもある。このように考えていくと、やはり家の永続性に関する観念は、お迎え体験を支える文化の一つとして理解したほうが整合的だと考えられる。

(18) 宗教学や民俗学におけるお迎え体験の扱いについては、諸岡（2011）が詳しい。

(19) 同様の指摘を緩和ケア医の奥野滋子もしている（奥野 2015：38）。

(20) 以上のような指摘は、終末期患者の体験だけではなく、死別者の体験についてもしばしばなされている。例えば、前章で取り上げたヘツキとウィンスレイドはこの点について以下のように指摘している。「私たちは、死別したばかりの人たちから、故人の声が聞こえるとか、まるでその人が「部屋のなかに」いるかのような夢を見るとか、その人の香りがするとか、「彼女が私の肩に乗っている」かのように感じて落ち着くといった話を聞く。しばしば、これらの話には、「こんなことはおかしいとお思いかもしれませんが」という前置きがつく。人々は、このような経験が、死別に伴う普通の出来事ではなく、精神病的ないしは非科学的なものとして理解されてしまうことをよく知っている。それゆえ、こういった経験について語るよう促すことは、それを異常なこととしてではなく、死に直面しても関係を維持しようとする正常な反応として認めることにつながる」(Hedtke and Winslade 2004: 51＝2005: 75)。

終　章

(1) この具体的な例として、中島(2007)を参照のこと。また、海外の研究者もこうした慣行を日本に特有の終末期における意思決定の一つとして指摘している(Fetters 1998: 140)。なおFettersの文献については、東京大学の会田薫子氏より情報提供して頂いた。記して感謝したい。

(2) 第1章の注7を参照のこと。

(3) 医療社会学者のデイヴィッド・アームストロングはこの変化を、「予期悲嘆」の当事者が家族から死にゆく者本人へと拡大していく過程として説明している(Armstrong 1987)。

補論1

(1) ここでいう「理念」とは、必ずしも運動当事者が掲げる明示的な「目標」ではなく、分析者が事例から見いだした、それぞれの運動の独自の方向性を指している。社会学の伝統に従えば、この場合の「理念」とは「理念と利害のダイナミクス」(マックス・ウェーバー)における「理念」であって、行為者の日常行為の行路を左右する方針、イデオロギー、志向性の総体を指している(Weber 1920＝1972)。

注

（2）この会の設立に尽力したのが、大学医学部の同期でもあるA病院の若林氏とB診療所の山田氏である。ホスピス医療の技術や知識が不十分であった当時、山田氏は、ホスピス運動の出発点をまず「医師の啓蒙」から開始すべきだと考えていた。そのため、本研究会はあえて多職種間集団ではなく、医師のグループで結成したという。こうした医師内部での教育活動の結果、二〇〇五年度からは当該地域の医学部のカリキュラムに緩和医療が組み込まれるなどの成果があがっている。

（3）この会は一九九七年以降院外にも開放されている。以下の記述を含め、二〇〇三年六月一二日の若林氏へのインタビューによる。

（4）若林氏によれば、この背景には、手術で執刀した外科医が術後も患者のケアを最後まで受け持つというA病院外科の伝統があるという。

（5）以下は、二〇〇三年五月二一日の馬場氏へのインタビューによる。

（6）「生と死」では、死別体験者による「分かち合いの会」のような自助グループ的な活動と、ここで触れるような「ホスピス研究会」や「グリーフケア研究会」などの勉強会が並列して行われている。

（7）二〇〇三年六月一〇日の山田氏へのインタビューによる。

（8）患者の外出・買い物などの付き添いや話し相手などをするグループや、抹茶の会やいす座禅の会を開催したり、ボランティア新聞を発行したりするグループなどがそれにあたる。

（9）二〇〇三年六月一〇日の土井氏へのインタビューによる。

（10）二〇〇三年六月一四日の電話相談室事務局担当者へのインタビューによる。

（11）レット・ミー・ディサイド運動については、Molloy and Mepham（1989＝1993）を参照。

（12）以下は二〇〇三年七月二五日の石井氏へのインタビューによる。

（13）コーディネーターは、元雑誌編集者であり、特に医療福祉の資格保有者というわけではない。

（14）実際、こうした状況について、山田氏は、「つながらない、これが日本の現実なのです」と述べ、地域ひいては日本全体における横の連携を運動の今後の課題として指摘している。以上、二〇〇三年六月一〇日の山田氏へのインタビューより。

(15) 例えば、二〇〇〇年四月には、「スピリチュアルケア」に特化したNPO団体が発足し、「心のケア」のボランティアを養成する活動を開始している。

補論2

(1) 以下の記述は、主に二〇〇三年五月に著者がX診療所のボランティア・コーディネーターに行ったインタビュー調査、およびその際に収集した関連資料に基づいている。

(2) 以下の記述は、主に二〇〇四年六月に著者がY病院のボランティア・コーディネーターに行ったインタビュー調査、およびその際に収集した関連資料に基づいている。

あとがき

死に関する研究に取り組んでいると、研究の動機について聞かれることが多い。つまり、身内の死など、何か個人的な経験がその出発点にあるのか、という質問である。確かに、この分野の研究書を読んでいるとしばしばそうした記述に出会う。例えば、配偶者に先立たれた研究者が、自分自身の経験を見つめ直すなかから悲嘆ケアの研究に取り組み始めた、といったエピソードがそれである。

私個人について言えば、そうした身近な人の死を契機として研究に取り組んだという経緯はなく、どちらかといえば「自己の死の可能性」に関する漠然とした不安が研究のモチベーションであったように思う。この点で、緩和ケア病棟でボランティアをしたり、患者や家族の体験談に触れたりすることは、むしろそうした不安を和らげる方向に寄与してくれた。おそらくは考えあぐねていた抽象的な「死の問題」が、手触りのある臨床的な課題と接続されるなかで、次第に着地可能な問いへと変換されていったからであろう。

その意味で、本書は死と看取りについて個人的な体験から出発したものではなく、むしろそこから遠い人間が、当事者とそれを支える人々から学んだことをまとめたものである。その成果が、個人的な体験の有無を問わず、読者にとって何らかの意味ある記述となっていれば、著者としてこれ以上嬉しいことはない。

すでに本文でも述べたように、本書に直接関係するフィールドワークを開始したのは、今から一〇年以上前のことである。もっとも、その数年前から緩和ケア病棟でのボランティア活動を始めており、そこから考えるとフィールドとの付き合いはさらに数年を遡ることになる。ボランティアを始めたきっかけは、この時期にホスピスのフィールドワークをしている研究者と知り合ったこと、当時所属していた研究室の卒業論文で緩和ケア病棟を取り上げた学生がいたこと、また、修士論文を書き終えて新たな研究テーマを模索していたこと、などが様々に影響していた。

このうち、最後の点について少し説明しておきたい。私の修士論文はアメリカの生命倫理学の誕生と発展を主に宗教社会学の世俗化論の視点から分析したものであった。その過程で、国内では十分に議論されていない研究テーマとして「人を対象とする研究の倫理」と「医療と宗教の関係」という二つの主題があることに気づいた。そこで、博士課程進学以降は、この二つの研究テーマに取り組んでいたのだが、ホスピス・緩和ケアへの関心は、後者の「医療と宗教の関係」を具体的に考えるなかで浮上してきたものである。ただ、現実には日本の一般的な緩和ケア病棟で宗教との直接的な接点を考えることには難しさもあり、最初の調査は「市民運動としてのホスピス運動」や「ホスピスにおけるボランティアの役割」に焦点をあてたものに落ち着いた（本書の補論がそれである）。

以上のような経緯で調査を開始したため、当初は驚くことばかりであった。「ホスピス」というと、何かしら通常の病院とは違う「落ち着いて死を待つ場所」という程度のイメージしかなかったのだが、現実には「末期がん患者の入院施設」である。ロケーションからしても、日本のホスピスは通常「院内病棟型」であり、総合病院のある階（ある病棟）が「ホスピス」となるため、病院から独立していることは稀である。また、そこに入居している患者も基本的にはほぼ一〇〇%ががん患者であり、ホスピス・緩和ケアの世界というのはほぼ「がん医療」の世界である（調査開始時にはこんな基本的なことさえ十分には認識していなかったのである）。

ただ、そんななかでも、多くの緩和ケア病棟のスタッフやボランティアにインタビュー調査や参与観察の依頼に応じて頂き、二〇〇〇年代前半にはかなりの数の緩和ケア病棟や関連する市民団体で話を聞くことができた。また、その調査が一段落した時期になって、同じ大学に所属する若手研究者が医療・福祉関係者と始めた学際的な死生学の研究会に誘ってもらい、より現場に近い形で調査研究を進めていくことができるようになった。本書でも依拠した遺族対象の質問紙調査と患者対象のインタビュー調査はその一部である。

このうち、患者対象のインタビュー調査は私自身のその後の研究に対して決定的な影響を与え、本書の内容もこれ以降に考えたことがそのほとんどを占めている。何よりも、それまでの調査では主に医療者やボランティアという「ケアの提供者側」を対象として研究を進めてきたこともあり、患者・家族との関係はあくまでも間接的なものに留まっていた。これに対し、患者や家族の経験を直接の研究テーマとしたことで、これ以降、ケア提供者と「ともに」当事者に向き合う、という研究姿勢へと大きく転換していくことになったように思う。本書はこうした試行錯誤を経て生み出されたものである。

次に、本書の成立について説明しておく。本書は、著者が過去に発表した論文を加筆修正したり、これらの論文の元となった調査データをまとめ直したりしたうえで、一冊の本として読めるように全体を書き直したものである。そのため、章によっては原型を留めないほど修正を加えたり、まったく新しい論点を追加しており、元の論文とはほぼ別の文章になっている場合がある。以下に参考までに本書の各章の原型となった論文を示しておく（ただし、補論については表記の統一を図った以外はおおむね初出のままである）。

序　章　「死にゆく人々へのケアはどう変わったか――ポストオープン認識の時代における医療社会学の課題」（『保健医療社会学論集』二六巻二号、二〇一六年）

第1章　「最期まで生きるために――ホスピス・緩和ケアの現場から」（玉井真理子・大谷いづみ編『はじめて出会う生命倫理』有斐閣、二〇一一年）

第2章　「未決の問いとしてのがん告知――その後を生きる患者の語りから」（三井さよ・鈴木智之編『ケアのリアリティ――境界を問いなおす』法政大学出版局、二〇一二年）

第3章　「死の臨床における世代継承性の問題」（桜井厚・山田富秋・藤井泰編『過去を忘れない――語

り継ぐ経験の社会学』せりか書房、二〇〇八年）

第4章　「死にゆく過程をどう生きるか——施設と在宅の二者択一を超えて」（安藤泰至・高橋都編『シリーズ生命倫理学第四巻　終末期医療』丸善出版、二〇一二年）

「受け継がれていく生」（清水哲郎監修／岡部健・竹之内裕文編『どう生き　どう死ぬか——現場から考える死生学』弓箭書院、二〇〇九年）

第5章　書き下ろし

終　章　書き下ろし

補論1　「地域社会におけるホスピス運動の多元的形成と展開——岡山の事例にみる三つの「理念」の競合」（『保健医療社会学論集』一六巻一号、二〇〇五年）

補論2　「「看取り」を支える市民活動——ホスピスボランティアの現場から」（清水哲郎編『高齢社会を生きる——老いる人／看取るシステム』東信堂、二〇〇七年）

最後に、本書の完成までにお世話になった多くの方々にお礼を述べたい。まずは、本書の執筆に際して、調査に協力して頂いた医療・福祉の専門職やボランティア、患者・家族の皆さんに心より感謝したい。私が緩和ケアやがん医療についてほぼ何も知らない状態からお付き合い頂き、手取り足取りこの世界のことを教えて頂いたのはこれらの方々である。特に医療法人社団爽秋会のスタッフには、現在に至るまで、各種の調査に協力して頂くだけでなく、折に触れて疑問に答えて頂いたり、議論の相手になって頂いたりしている。本書で紹介できたのは、この一〇年で学んだことのごく一部にすぎないが、今後ともアウトプットを継続していくことで、多少なりとも恩返しができれば、と考えている。

次に、故・岡部健先生と当時東北大学に所属していた竹之内裕文さんが始めた「タナトロジー研究会」のメンバーに感謝したい。この研究会は、「患者・家族の経験に学ぶ」ことをモットーに、人文・社会科学系の若手研究者と在宅緩和ケアの現場のスタッフが膝を突き合わせて議論するというスタイルで開始され、すでに一〇年以上継続している。私は東北大学に在籍している時期から七年ほど事務局を担当させて頂き、本書の元となった論文の多くについても、この研究会で意見を頂いた。もし本書の記述に多少なりともオリジナリティがあるとすれば、この場で多様な視点からコメントを頂いたことに拠るものではないかと思う。特に本書の第5章については、この研究会での議論をきっかけに実施され、今も継続している遺族調査の研究班の成果を利用させて頂いている。調査結果の使用を快諾して頂いた諸岡了介さんと相澤出さんには心より感謝したい。

また、上記の研究会以外にも、本書の元となった論文を執筆した際には、様々な研究会での同世代の研究者との濃密な議論に助けられた。第2章のベースとなった論文は、三井さよさんをはじめ、ケアの社会学に関心を持つメンバーからなる研究会（C研）で出版した論文集の一章として書かれたものである。また、第3章の原型となる論文は、桜井厚先生の主催するライフストーリー研究会で報告し、後に研究会の論文集の一章として出版されたものである。この他にも、序章のドラフトについては、藤田結子さんと北村文さんを中心とするエスノグラフィー研究会で、第5章のドラフトは浮ヶ谷幸代さんが代表を務める研究会（サファリングとケアの人類学的研究）で報告し、それぞれ貴重なコメントを頂いた。いずれも記して感謝したい。

本書の出版に向けて動き出したのは、もう五年以上も前のことである。京都の喫茶店で世界思想社編集部の阿津川裕子さんに単著出版の話を頂き、喜んで引き受けたところまでは良かったものの、しばらくは別の本にかかりきりの状態だった。その後、それまでの仕事が一段落し、ようやく作業にとりかかろうと思ったところで職場を異動することとなり、その後なかなかまとまった時間をとれずにいた。多少なりとも集中できたのは、過去二年間の年末年始休暇の期間である。その後も細々と作業を続け、何とか現在の職場に異動する前に全体を仕上げることができた。

ただいずれにせよ、本書の出版により、私がここ一〇年間やってきたことは事実上すべて「棚卸し」を終えたことになる。そのため、しばらくは編集者を著しく待たせるとか、家族の年末年始の予定を大幅に狂わせるという不義理からは解放されそうである。当面は新たな研究テーマの模索が続くと思うが、まずは私にとって長年の懸念であった本書をようやく世に出すことができたことに、心より安堵している。

二〇一五年九月

田代志門

クの理論と実践』新曜社，158-65.

田代志門・藤本穣彦・相澤出・諸岡了介，2013，「病院勤務医のがん患者への予後告知の現状——在宅緩和ケア遺族調査から」『緩和ケア』23(5)：411-5.

立岩真也，2004，『ALS——不動の身体と息する機械』医学書院.

鳥越皓之，1993，『家と村の社会学　増補版』世界思想社.

Twycross, Robert, Andrew Wilcock, and Claire Stark Toller, 2009, *Symptom Management in Advanced Cancer*, 4th ed., Palliativedrugs.com.（= 2010，武田文和監訳『トワイクロス先生のがん患者の症状マネジメント　第2版』医学書院.）

Walter, Tony, 1994, *The Revival of Death*, London：Routledge.

————，1999, *On Bereavement: The Culture of Grief*, Maidenhead：Open University Press.

渡辺孝子，1994，「看護の立場から」太田和雄・石垣靖子編『癌診療におけるインフォームド・コンセントの実践と検証——質を問われる新しい医療に向けて』先端医学社，117-25.

————，1998，「がん患者への病名告知と緩和ケアとの関連——がん専門病院と一般病院との比較」『がん看護』3(3)：255-60.

Weber, Max, 1920, "Einleitung," *Gesammelte Aufsätze zur Religionssoziologie* Bd. 1, Tübingen：J. C. B. Mohr, 237-75.（= 1972，大塚久雄・生松敬三訳「世界宗教の経済倫理　序論」『宗教社会学論選』みすず書房，31-96.）

World Health Organization, 1990, *Cancer Pain Relief and Palliative Care: Report of a WHO Expert Committee*, Geneva：World Health Organization.（= 1993，武田文和訳『がんの痛みからの解放とパリアティブ・ケア——がん患者の生命へのよき支援のために』金原出版.）

やまだようこ，1999，「喪失と生成のライフストーリー」『発達』79：2-10.

山崎章郎，［1990］1996，『病院で死ぬということ』文藝春秋.

山崎章郎・米沢慧，2006，『新ホスピス宣言——スピリチュアルケアをめぐって』雲母書房.

山崎浩司，2010，「日常のなかで死にゆくために——在宅死・在宅看取りを超えて」清水哲郎・島薗進編『ケア従事者のための死生学』ヌーヴェルヒロカワ，158-71.

柳田邦男，1996，『「死の医学」への日記』新潮社.

矢津剛，2005，「コミュニティと在宅ホスピス」二ノ坂保喜監修『在宅ホスピスのススメ——看取りの場を通したコミュニティの再生へ』木星舎，15-32.

竹之内裕文，2007，「「看取りの文化」の再構築へむけて――「間」へのまなざし」清水哲郎編『高齢社会を生きる――老いる人／看取るシステム』東信堂，95-116．

竹内慶至，2014，「ホスピス・緩和ケア病棟におけるケアの組織化」『大阪大学大学院人間科学研究科紀要』40：111-31．

ターミナルケア編集委員会編，1998，『ターミナルケア 6 月号別冊　ホスピス・緩和ケア白書』三輪書店．

田中大介，2004，「葬儀産業研究の可能性――社会的傾向としての「死ぬこと」の把握を目指して」『死生学研究』3：306-23．

――――，2005，「葬儀の産業化――N社のフィールドワークから」山下晋司・福島真人編『現代人類学のプラクシス――科学技術時代をみる視座』有斐閣，167-79．

――――，2007，「葬儀サービスのイノベーション――現代日本の葬儀産業による文化資源の利用」山下晋司編『資源人類学第 2 巻　資源化する文化』弘文堂，303-32．

――――，2008，「葬儀と葬儀社――死ぬこと，はたらくこと」春日直樹編『人類学で世界をみる――医療・生活・政治・経済』ミネルヴァ書房，95-110．

谷荘吉，1996a，「日本におけるホスピスの歴史概要（1）」『医学史研究』69：16-20．

――――，1996b，「日本におけるホスピスの歴史概要（2）」『医学史研究』70：27-30．

――――，1997，「日本におけるホスピスの歴史概要（3）」『医学史研究』72：28-33．

谷山洋三，2006，「死の不安に対する宗教者のアプローチ――スピリチュアルケアと宗教的ケアの事例」『宗教研究』80(2)：237-58．

樽川典子編，2007，『喪失と生存の社会学――大震災のライフ・ヒストリー』有信堂．

田代順，2003，『小児がん病棟の子どもたち――医療人類学の視点から』青弓社．

田代志門，2008，「死の臨床における世代継承性の問題――ある在宅がん患者のライフストーリー」桜井厚・山田富秋・藤井泰編『過去を忘れない――語り継ぐ経験の社会学』せりか書房，139-56．

――――，2011，『研究倫理とは何か――臨床医学研究と生命倫理』勁草書房．

――――，2013，「医療・看護――病いとケアの経験を記述する」藤田結子・北村文編『ワードマップ 現代エスノグラフィー――新しいフィールドワー

医療技術短期大学部紀要』13：53-8.

Simmel, Georg, 1917, *Grundfragen der Soziologie: Individuum und Gesellschaft*, Berlin：Walter de Gruyter.（＝ 1979，清水幾太郎訳『社会学の根本問題――個人と社会』岩波書店.）

副田義也編，2001，『死の社会学』岩波書店.

Stoddard, Sandol, 1978, *The Hospice Movement: A Better Way of Caring for the Dying*, London：Jonathan Cape.（＝ 1982，高見安規子訳『ホスピス・ムーヴメント――よりよき生のために』時事通信社.）

Strauss, Anselm L. and Barney G. Glaser, 1970, *Anguish: A Case History of a Dying Trajectory*, Mill Valley, California：Sociology Press.

菅野雄介・茅根義和・池永昌之・宮下光令，2013，「英国での看取りのケアのクリニカルパス Liverpool Care Pathway の動向について」『緩和ケア』23(6)：464-7.

砂田麻美，2013，「がんは“生きる”と向き合うプロジェクトです」国立がん研究センターがん対策情報センター編『わたしも，がんでした。――がんと共に生きるための処方箋』日経 BP 社，45-76.

鈴木仁一，1991，「末期癌治療と告知――凡人は死をおそれる」『外科治療』64(1)：68-73.

田口宏昭，2001，『病気と医療の社会学』世界思想社.

――――，2009，「強い患者の適応戦略――ある癌患者の事例研究」『文学部論叢』100：15-40.

高橋ユリカ，2001，『医療はよみがえるか――ホスピス・緩和ケア病棟から』岩波書店.

鷹田佳典，2006，「故人との絆はいかにして継続されるのか」『年報社会学論集』19：177-88.

――――，2012，『小児がんを生きる――親が子どもの病いを生きる経験の軌跡』ゆみる出版.

――――，2015，「イギリスにおける「死別の社会学」の展開――トニー・ウォルターの議論を中心に」澤井敦・有末賢編著『死別の社会学』青弓社，28-53.

武川正吾，1999，『社会政策のなかの現代――福祉国家と福祉社会』東京大学出版会.

――――，2008，「生と死の社会学」武川正吾・西平直編『死生学 3　ライフサイクルと死』東京大学出版会，9-22.

佐々木壽英・長井吉清・岡本堯・紀藤毅・黒田知純・大川二朗・石渡淳一・細川治，1999，「がん専門病院におけるがん告知の現状」『癌の臨床』45(9)：1027-33.
佐々木常雄，2009，『がんを生きる』講談社.
笹子三津留，1992，『家族がガンにかかったとき』築地書館.
Sato, Rika Sakuma, Hirokuni Beppu, Noriko Iba, and Akiko Sawada, 2012, "The Meaning of Life Prognosis Disclosure for Japanese Cancer Patients: A Qualitative Study of Patients' Narratives," *Chronic Illness*, 8(3): 225-36.
Saunders, Cicely, 2002, "A Hospice Perspective," K. Foley and H. Hendin eds., *The Case against Assisted Suicide: For the Right to End-of-Life Care*, Baltimore: The Johns Hopkins University Press, 281-92.
Saunders, Cicely and Mary Baines, 1989, *Living with Dying: The Management of Terminal Disease*, 2nd ed., Oxford: Oxford University Press.（＝1990，武田文和訳『死に向かって生きる――末期癌患者のケア・プログラム』医学書院.）
澤井敦，2005，『死と死別の社会学――社会理論からの接近』青弓社.
澤井敦・有末賢編著，2015，『死別の社会学』青弓社.
Seale, Clive, 1998, *Constructing Death: The Sociology of Dying and Bereavement*, Cambridge: Cambridge University Press.
志真泰夫，2004，「わが国におけるホスピス・緩和ケアの歩み――現状と展望」財団法人日本ホスピス・緩和ケア研究振興財団「ホスピス・緩和ケア白書2004」編集委員会編『ホスピス・緩和ケア白書2004』財団法人日本ホスピス・緩和ケア研究振興財団（http://www.hospat.org/white-book_2004-top.html）
島崎謙治，2011，『日本の医療――制度と政策』東京大学出版会.
島薗進，2012，『日本人の死生観を読む――明治武士道から「おくりびと」へ』朝日新聞出版.
島薗進・竹内整一編，2008，『死生学1　死生学とは何か』東京大学出版会.
清水哲郎，1997，『医療現場に臨む哲学』勁草書房.
――――，2001，「死に直面した状況において希望はどこにあるのか」『思想』921：1-3.
清水哲郎・島薗進編，2010，『ケア従事者のための死生学』ヌーヴェルヒロカワ.
志水友加・松本麻里・岡田純也・前田規子・浦田秀子・田代隆良，2000，「緩和ケア病棟に対する満足度――遺族へのアンケート調査による」『長崎大学岡本栄一, 1987,「ボランティア活動の分水嶺」大阪ボランティア協会監修／小田兼三・松原一郎編『変革期の福祉とボランティア』ミネルヴァ書房, 220-34.

岡村昭彦, 1999,『定本 ホスピスへの遠い道——現代ホスピスのバックグラウンドを知るために』春秋社.

奥野滋子, 2015,『「お迎え」されて人は逝く——終末期医療と看取りのいま』ポプラ社.

奥野修司, 2013,『看取り先生の遺言——がんで安らかな最期を迎えるために』文藝春秋.

奥山敏雄, 2002,「ターミナル・ケア」市野川容孝編『生命倫理とは何か』平凡社, 102-10.

————, 2010,「死にゆく過程の構築と生の意味をめぐる自由」加藤秀一編『自由への問い 8　生——生存・生き方・生命』岩波書店, 167-91.

大出春江編著, 2012,『看取りの文化とケアの社会学』梓出版社.

大原健士郎・鈴木康譯・鈴木康夫・船越昭宏, 1982,「癌と死についての意識調査——医師・看護婦・一般人の比較検討」『日本医事新報』3050: 43-50.

大山ちあき・狩野太郎・神田清子, 2000,「入院がん患者の告知状況に関する研究——がん専門病院と一般病院の比較」『群馬保健学紀要』21: 39-44.

Osis, Karlis and Erlendur Haraldsson, 1986, *At the Hour of Death*, Revised ed., New York: Hastings House Publishers.（= 1991, 笠原敏雄訳『人は死ぬ時何を見るのか——臨死体験 1000 人の証言』日本教文社.）

Parsons, Talcott, 1978, "The 'Gift of Life' and its Reciprocation," *Action Theory and The Human Condition*, New York: Free Press, 264-99.（= 2002, 油井清光訳「「生という贈り物」とその返礼」『宗教の社会学——行為理論と人間の条件第三部』勁草書房, 173-240.）

Quint, Jeanne C., 1967, *The Nurse and the Dying Patient*, New York: Macmillan.（= 1968, 武山満智子訳『看護婦と患者の死』医学書院.）

臨床死生学テキスト編集委員会編著, 2014,『テキスト臨床死生学——日常生活における「生と死」の向き合い方』勁草書房.

戈木クレイグヒル滋子, 1999,『闘いの軌跡——小児がんによる子どもの喪失と母親の成長』川島書店.

坂井かをり, 2007,『がん緩和ケア最前線』岩波書店.

桜井厚, 2002,『インタビューの社会学——ライフストーリーの聞き方』せりか書房.

体験の語り――在宅ホスピス遺族アンケートから」『死生学研究』9: 124-42.
永井明, 1999,『病者は語れず――東海大「安楽死」殺人事件』朝日新聞社.
内藤謙・唄孝一・柳田邦男・山崎章郎, 1995,「座談会 安楽死――東海大学事件をめぐって」『ジュリスト』1072: 81-99.
中島みち, 2007,『「尊厳死」に尊厳はあるか――ある呼吸器外し事件から』岩波書店.
中野敏男, 1999,「ボランティア動員型市民社会論の陥穽」『現代思想』27(5): 72-93.
中筋由紀子, 2006,『死の文化の比較社会学――「わたしの死」の成立』梓出版社.
波平恵美子, 1990,『脳死・臓器移植・がん告知――死と医療の人類学』福武書店.
日本老年医学会編, 2012,『高齢者ケアの意思決定プロセスに関するガイドライン 2012年版――人工的水分・栄養補給の導入を中心として』医学と看護社.
二ノ坂保喜, 2005,「在宅ホスピスの流れ」二ノ坂保喜監修『在宅ホスピスのススメ――看取りの場を通したコミュニティの再生へ』木星舎, 80-105.
野木裕子, 2000,『「ホスピス」という選択』新潮社.
小田直樹, 2001,「東海大学安楽死事件――横浜地判平成七・三・二八判時一五三〇号二八頁」『法学教室』249: 24-7.
小倉康嗣, 2006,『高齢化社会と日本人の生き方――岐路に立つ現代中年のライフストーリー』慶應義塾大学出版会.
岡部健, 2001,「勤務医としての在宅医療から実地医家の在宅医療へ――在宅緩和医療の専門医院がめざすもの」『緩和医療学』3(4): 49-58.
――――, 2008,「在宅緩和ケア――実践と課題」日野原重明編著『19歳の君へ――人が生き, 死ぬということ』春秋社, 121-46.
――――, 2010,「看取りを支える社会を創る――在宅緩和ケアの現場から」『社会学年報』39: 5-13.
岡部健・相澤出・竹之内裕文, 2009,「在宅ホスピスの現場から」清水哲郎監修／岡部健・竹之内裕文編『どう生き どう死ぬか――現場から考える死生学』弓箭書院, 13-29.
岡部健・竹之内裕文編(清水哲郎監修), 2009,『どう生き どう死ぬか――現場から考える死生学』弓箭書院.

経験の社会学的考察」『日本労働社会学会年報』19: 107-26.
三井さよ，2006，「職業者であることと患者の固有性の認識――病院内看護職が患者の死に向き合う過程」『ソシオロジ』51(1): 135-51.
三浦剛史・松本常男・田中伸幸・松永尚文，2000，「進行期肺癌患者への予後告知――アンケートの結果からの検討」『肺癌』40(7): 737-41.
三輪和雄，1998，『安楽死裁判』潮出版社.
三輪久美子，2010，『小児がんで子どもを亡くした親の悲嘆とケア――絆の再構築プロセスとソーシャルワーク』生活書院.
宮地尚子，1992，「終末期医療における真実告知――米国医師の視点から」『日本医師会雑誌』108(4): 623-30.
Miyata, Hiroaki, Hisateru Tachimori, Miyako Takahashi, Tami Saito and Ichiro Kai, 2004, "Disclosure of Cancer Diagnosis and Prognosis: A Survey of the General Public's Attitudes toward Doctors and Family Holding Discretionary Powers," *BMC Medical Ethics*, 5(1): 7.
Molloy, William and Virginia Mepham, 1989, *Let Me Decide: The Health Care Directive That Speaks for You When You Can't*, London: Penguin Books.（＝1993，堺常雄・高橋香代・岡田玲一郎訳『自分で決定する，自分の医療――治療の事前指定』エイデル研究所.）
森謙二，2000，「近代の家――日本型近代家族論へのプロローグ」宮良高弘・森謙二編『歴史と民族における結婚と家族　江守五夫先生古稀記念論文集』第一書房，86-133.
森川美絵，1998，「「参加型」福祉社会における在宅介護労働の認知構造――ジェンダー，二重労働市場，専門化の観点から」山脇直司ほか編『ライブラリ相関社会科学5　現代日本のパブリック・フィロソフィ』新世社，396-418.
森岡正博，1996，「「死」と「生命」研究の現状」井上俊ほか編『岩波講座 現代社会学14　病と医療の社会学』岩波書店，223-38.
森田達也・井上聡・千原明，1996，「終末期せん妄にみられる幻覚の意味――緩和ケアの視点からみた1考察」『臨床精神医学』25(11): 1361-8.
諸岡了介，2009，「虫の知らせ」清水哲郎監修／岡部健・竹之内裕文編『どう生き　どう死ぬか――現場から考える死生学』弓箭書院，182.
――――，2011，「現代民話と〈お迎え〉体験」『社会科研究』32: 1-12.
――――，2014，「終末期ケアと〈お迎え〉体験」『緩和ケア』24(2): 108-11.
諸岡了介・相澤出・田代志門・岡部健，2008，「現代の看取りにおける〈お迎え〉

2101-8.
町野朔，1995，「「東海大学安楽死判決」覚書」『ジュリスト』1072：106-15.
町野朔・西村秀二・山本輝之・秋葉悦子・丸山雅夫・安村勉・清水一成・臼木豊編，1997，『資料・生命倫理と法II　安楽死・尊厳死・末期医療』信山社出版.
円山誓信，1991，「ホスピスの歴史」黒岩卓夫編『講座人間と医療を考える 2　宗教学と医療』弘文堂，93-119.
Maruyama, Teresa Chikako, 1999, *Hospice Care and Culture: A Comparison of the Hospice Movement in the West and Japan*, Aldershot: Ashgate.
松岡秀明，2012，「生，死，ブリコラージュ――緩和ケア病棟で看護師が経験する困難への医療人類学からのアプローチ」安藤泰至・高橋都編『シリーズ生命倫理学第 4 巻　終末期医療』丸善出版，177-92.
――――，2014，「緩和ケア病棟における「良き死」をめぐって」『成城大学共通教育論集』7：47-62.
――――，2015，「緩和ケア病棟における鎮静をめぐって」『国際経営・文化研究』19(1)：41-50.
松島英介・野口海・松下年子・小林未果，2004，「中・小規模の一般病院（50 床以上 300 床未満）における尊厳死についての意識調査」松島英介編『わが国における尊厳死に関する研究』平成一六年度厚生労働科学研究費補助金研究報告書，32-4.
松島英介・野口海・松下年子・小林未果・松田彩子，2006，「一般病院における緩和医療の実態」松島英介編『わが国における尊厳死に関する研究』平成一八年度厚生労働科学研究費補助金研究報告書，43-7.
松浦繁，2008，「東海大「安楽死」裁判をふり返って」『中央ロー・ジャーナル』5(1)：25-9.
松山智治，1985，「癌のターミナルケアの現状と展望」厚生省健康政策局医事課編『生命と倫理について考える――生命と倫理に関する懇談報告』医学書院，50-9.
McAdams, Dan P., 1988, *Power, Intimacy, and the Life Story: Personological Inquiries into Identity*, New York: Guilford Press.
McNamara, Beverley, 2001, *Fragile Lives: Death, Dying and Care*, Buckingham: Open University Press.
見田宗介，2006，『社会学入門――人間と社会の未来』岩波書店.
三橋弘次，2009，「〈利用者の死に対処する〉ということ――命をめぐる介護職清藤大輔・板橋政子・岡部健，2002，「仙台近郊圏における「お迎え」現象の示唆するもの」『緩和医療学』4(1)：43-50.

小林多寿子，1992，「〈親密さ〉と〈深さ〉――コミュニケーション論からみたライフヒストリー」『社会学評論』42(4)：419-34.

児玉真美，2013，『死の自己決定権のゆくえ――尊厳死・「無益な治療」論・臓器移植』大月書店.

児玉知子・林謙治・松島英介，2006，「終末期医療全国調査――インフォームドコンセントとケアについて」林謙治編『終末期医療の質の向上に関する研究』平成一八年度厚生労働科学研究費補助金研究報告書，19-31.

小森康永／H. M. チョチノフ，2011，『ディグニティセラピーのすすめ――大切な人に手紙を書こう』金剛出版.

近藤恵，2010，『関係発達論から捉える死』風間書房.

厚生省・日本医師会編，1989，『末期医療のケア――その検討と報告』中央法規出版.

Kotre, John, 1984, *Outliving the Self: Generativity and the Interpretation of Lives*, Baltimore: The Johns Hopkins University Press.

Kübler-Ross, Elisabeth and David Kessler, 2000, *Life Lessons: How Our Mortality Can Teach Us about Life and Living*, London: Scribner.（＝2001，上野圭一訳『ライフ・レッスン』角川書店.）

黒田浩一郎，1993，「我が国における戦後の死亡場所の変化――その実態」『神戸女学院大学論集』39(3)：79-101.

――――，1998，「ホスピス」佐藤純一・黒田浩一郎編『医療神話の社会学』世界思想社，191-216.

黒川由紀子，2005，『回想法――高齢者の心理療法』誠信書房.

Lawton, Julia, 2000, *The Dying Process: Patients' Experiences of Palliative Care*, London: Routledge.

Leflar, Robert B., 1996, "Informed Consent and Patients Rights in Japan," *Houston Law Review*, 33(1): 1-112.（＝2002，長澤道行訳『日本の医療と法――インフォームドコンセント・ルネッサンス』勁草書房.）

Locock, Louise, Sue Ziebland and Carol Dumelow, 2009, "Biographical Disruption, Abruption and Repair in the Context of Motor Neurone Disease," *Sociology of Health and Illness*, 31(7): 1043-58.

Long, Susan O. and Bruce D. Long, 1982, "Curable Cancer and Fatal Ulcers: Attitudes toward Cancer in Japan," *Social Science and Medicine*, 16(24):

205-27.（＝ 2005，安藤満代訳「重症のがん患者と医師とのコミュニケーション――医師の調査結果」野村豊子・伊波和恵監訳『人生の終焉――老年学・心理学・看護学・社会福祉学からのアプローチ』北大路書房，146-66.）
片桐雅隆，2000，『自己と「語り」の社会学――構築主義的展開』世界思想社.
加藤典洋，2014，『人類が永遠に続くのではないとしたら』新潮社.
勝又正直，1999，『ナースのための社会学入門』医学書院.
川越厚，1992，『家で死にたい――家族と看とったガン患者の記録』保健同人社.
川越厚編，1996，『在宅ホスピスケアを始める人のために』医学書院.
川越厚・川越博美，2005，『家で看取るということ――末期がん患者をケアする在宅ホスピスの真実』講談社.
川島大輔，2010，「死生学における質的研究の展開と意義――死の心理学研究を中心に」『質的心理学フォーラム』2：70-80.
――――，2011，『生涯発達における死の意味づけと宗教――ナラティヴ死生学に向けて』ナカニシヤ出版.
Kellehear, Allan, 1990, *Dying of Cancer: The Final Year of Life*, Chur: Harwood Academic Publishers.
――――, 2007, *A Social History of Dying*, Cambridge: Cambridge University Press.
――――, 2009, "What the Social and Behavioural Studies Say about Dying," Allan Kellehear ed., *The Study of Dying: From Autonomy to Transformation*, Cambridge: Cambridge University Press, 1-26.
健康情報棚プロジェクト編，2005，『からだと病気の情報をさがす・届ける』読書工房.
Kessler, David, 2010, *Visions, Trips, and Crowded Rooms: Who and What You See Before You Die*, Carlsbad, California: Hay House.（＝ 2011，渡邉みどり訳『死は永遠の別れなのか――旅立つ人の最期の証言から』東京書籍.）
季羽倭文子，1993，『がん告知以後』岩波書店.
木下康仁，1990，「老年学の課題と可能性」『社会教育』45(10)：50-4.
桐原健真，2008，「死而不朽――吉田松陰における死と生」『季刊日本思想史』73：55-74.
――――，2009，「日本人の死生と自然」清水哲郎監修／岡部健・竹之内裕文編『どう生き どう死ぬか――現場から考える死生学』弓箭書院，185-204.
岸本英夫，1973，『死を見つめる心――ガンとたたかった十年間』講談社.
岸本寛史，1999，『癌と心理療法』誠信書房.

猪飼周平，2010，『病院の世紀の理論』有斐閣.
池上良正，2006，「日本における「死者の身近さ」をめぐって――民俗・民衆宗教研究の視角から」『死生学研究』8: 317-08.
Innes, Sheila and Sheila Payne, 2009, "Advanced Cancer Patients' Prognostic Information Preferences: A Review," *Palliative Medicine*, 23(1): 29-39.
井上治代，2003，『墓と家族の変容』岩波書店.
入江吉正，1996，『死への扉――東海大安楽死殺人』新潮社.
井藤美由紀，2015，『いかに死を受けとめたか――終末期がん患者を支えた家族たち』ナカニシヤ出版.
伊藤周平，1996，「社会福祉における利用者参加」社会保障研究所編『社会福祉における市民参加』東京大学出版会，41-61.
James, Nicky, 1996, "From Vision to System: the Maturing of the Hospice Movement," Robert Lee and Derek Morgan eds., *Death Rites: Law and Ethics at the End of Life*, London: Routledge, 102-30.
James, Nicky and David Field, 1992, "The Routinization of Hospice: Charisma and Bureaucratization," *Social Science and Medicine*, 34(12): 1363-75.
株本千鶴，2000，「韓国のホスピス運動」カール・ベッカー編『生と死のケアを考える』法蔵館，184-204.
――――，2001，「社会運動としてのホスピス運動――専門職の自己変革と戦略としての医療化」『人文学報』319: 43-76.
――――，2012，「テーマ別研究動向（死の社会学）」『社会学評論』63(2): 302-11.
――――，2013，「緩和ケア病棟で働くということ」副田義也編『シリーズ福祉社会学 2　闘争性の福祉社会学――ドラマトゥルギーとして』東京大学出版会，173-94.
甲斐克則，2003，『医事刑法研究第 1 巻　安楽死と刑法』成文堂.
神谷綾子，2000，「末期患者へのスピリチュアルケア――「日本死の臨床研究会」におけるその概念の変化から」『日本文化環境論講座紀要』2: 81-90.
金子絵里乃，2009，『ささえあうグリーフケア――小児がんで子どもを亡くした 15 人の母親のライフ・ストーリー』ミネルヴァ書房.
Kaplowitz, Stan A., Janet R. Osuch, Deborah Safron and Shelly Campo, 1999, "Physician Communication with Seriously Ill Cancer Patients: Results of a Survey of Physicians," Brian de Vries ed., *End of Life Issues: Interdisciplinary and Multidimensional Perspectives*, New York: Springer,

Practice, Oxford: Blackwell, 198-217.
藤森麻衣子・内富庸介編, 2009,『続・がん医療におけるコミュニケーション・スキル――実践に学ぶ悪い知らせの伝え方』医学書院.
藤澤三佳, 1989,「A・ストラウスの多元的相互作用論検討――死の軌跡, 死の意識のコンテクストを中心に」『ソシオロジ』33(3): 79-94.
――――, 2008,「高度医療にみられる生と死――患者のケースヒストリーより」谷富夫編『新版 ライフヒストリーを学ぶ人のために』世界思想社, 246-76.
福島智子, 2002,「イタリアにおける緩和ケアの動向」『保健医療社会学論集』13(2): 66-71.
――――, 2003,「患者本人に対する告知の理論と実践――カトリック生命倫理学の原理と実際」『医学哲学医学倫理』21: 13-30.
――――, 2010,「ホスピス」佐藤純一・土屋貴志・黒田浩一郎編『先端医療の社会学』世界思想社, 135-55.
Glaser, Barney G. and Anselm L. Strauss, 1965, *Awareness of Dying*, Chicago: Aldine.（= 1988, 木下康仁訳『死のアウェアネス理論と看護――死の認識と終末期ケア』医学書院.）
――――, 1968, *Time for Dying*, Chicago: Aldine.
服部洋一（黒田輝政監修), 2003,『米国ホスピスのすべて――訪問ケアの新しいアプローチ』ミネルヴァ書房.
早坂裕子, 1995,『ホスピスの真実を問う――イギリスからのリポート』文眞堂.
早瀬昇, 1981,「アクション型ボランティア活動の実際」大阪ボランティア協会編『ボランティア＝参加する福祉』ミネルヴァ書房, 147-86.
Hedtke, Lorraine and John Winslade, 2004, *Re-membering Lives: Conversations with the Dying and the Bereaved*, Amityville, New York: Baywood.（= 2005, 小森康永・石井千賀子・奥野光訳『人生のリ・メンバリング――死にゆく人と遺される人との会話』金剛出版.）
樋口範雄, 2008,『続・医療と法を考える――終末期医療ガイドライン』有斐閣.
平井啓・原俊昭・篠崎毅・布施和美・村田静枝・柏木哲夫, 2006,「末期がん患者への病名告知とコミュニケーションの現状」『緩和ケア』16(2): 179-84.
広井良典, 2001,『死生観を問いなおす』筑摩書房.
Horikawa, Naoshi, Yamazaki Tomoko, Sagawa Masao and Nagata Toshihiko, 2000, "Changes in Disclosure of Information to Cancer Patients in a General Hospital in Japan," *General Hospital Psychiatry*, 22(1): 37-42.

of an Ideal," *Social Science and Medicine*, 43(3): 409-19.

Callanan, Maggie and Patricia Kelley, 1992, *Final Gifts: Understanding the Special Awareness, Needs, and Communications of the Dying*, New York: Poseidon Press.（= 1993, 石森携子監修／中村三千恵訳『死ぬ瞬間の言葉』二見書房.）

Chochinov, Harvey Max, 2012, *Dignity Therapy: Final Words for Final Days*, Oxford: Oxford University Press.（= 2013, 小森康永・奥野光訳『ディグニティセラピー――最後の言葉, 最後の日々』北大路書房.）

Christakis, Nicholas A., 1999, *Death Foretold: Prophecy and Prognosis in Medical Care*, Chicago: University of Chicago Press.（= 2006, 進藤雄三監訳『死の予告――医療ケアにおける予言と予後』ミネルヴァ書房.）

Clark, David, 1999, "'Total Pain,' Disciplinary Power and the Body in the Work of Cicely Saunders, 1958-1967," *Social Science and Medicine*, 49(6): 727-36.

傳田昌子・山田歩美・酒井愛子・樋口裕子, 2005,「病院における「お迎え」という言葉の印象――患者, 医療関係者の捉え方の違い」『日本看護学会論文集 看護総合』36: 158-60.

Doyle, Derek and David Barnard, 2004, "Palliative Care and Hospice," Stephen G. Post ed., *Encyclopedia of Bioethics*, 3rd ed., New York: MacMillan Reference, 1969-75.（= 2007, 平井啓訳「緩和ケアとホスピス」生命倫理百科事典翻訳刊行委員会編／日本生命倫理学会編集協力『生命倫理百科事典』丸善, 737-43.）

江口研二編, 1997,『がん治療・臨床試験のインフォームド・コンセント』南江堂.

Erikson, Erik H., 1963, *Childhood and Society*, 2nd ed., New York: W. W. Norton.（= 1977/1980, 仁科弥生訳『幼児期と社会』I・II, みすず書房.）

Fenwick, Peter, Hilary Lovelace, and Sue Brayne, 2010, "Comfort for the Dying: Five Year Retrospective and One Year Prospective Studies of End of Life Experiences," *Archives of Gerontology and Geriatrics*, 51(2): 173-9.

Fetters, Michael D., 1998, "The Family in Medical Decision Making: Japanese Perspectives," *The Journal of Clinical Ethics*, 9(2): 132-46.

Field, David, 1989, *Nursing the Dying*, London: Routledge.

Field, David and Ian Johnson, 1993, "Volunteers in the British Hospice Movement," David Clark ed., *The Sociology of Death: Theory, Culture,*

文　献

阿部文彦，2008，「在宅での看取りは今——在宅療養支援診療所の全国調査報告」『読売クオータリー』5：40-9.

会田薫子，2011，『延命医療と臨床現場——人工呼吸器と胃ろうの医療倫理学』東京大学出版会.

相澤出，2010，「在宅ホスピスケアという選択——看取りの現場の経験談が示唆するもの」『社会学年報』39：15-25.

相澤出・諸岡了介・田代志門・岡部健，2007，「現代の看取りと「家（イエ）」——在宅ホスピス遺族アンケートから」『文化』71(1，2)：46-64.

Armstrong, David, 1987, “Silence and Truth in Death and Dying,” *Social Science and Medicine*, 24(8)：651-7.

Armstrong-Coser, Angela, 2004, *Living and Dying with Cancer*, Cambridge：Cambridge University Press.

浅見洋，2006，「在宅における終末期高齢者が表出した死生観とその宗教学的考察——訪問看護師への聞き取り調査を通して」『宗教研究』80(2)：259-84.

浅野智彦，2005，「物語アイデンティティを越えて？」上野千鶴子編『脱アイデンティティ』勁草書房，77-101.

唄孝一，1995a，「資料・東海大学安楽死判決——事実の経過，医師・患者家族関係など」『ジュリスト』1072：100-5.

————，1995b，「いわゆる「東海大学安楽死判決」における「末期医療と法」——横浜地裁平成七年三月二八日判決を読んで」『法律時報』67(7)：43-7.

Beck, Ulrich, Anthony Giddens, and Scott Lash, 1994, *Reflexive Modernization: Politics, Tradition and Aesthetics in the Modern Social Order*, Cambridge：Polity Press.（＝1997，松尾精文・小幡正敏・叶堂隆三訳『再帰的近代化——近現代の社会秩序における政治，伝統，美的原理』而立書房.）

du Boulay, Shirley, 1984, *Cicely Saunders: The Founder of the Modern Hospice Movement*, London：Hodder and Stoughton.（＝1989，若林一美・若林隆良・棚瀬多喜雄・岡田要訳『シシリー・ソンダース——ホスピス運動の創始者』日本看護協会出版会.）

Bradshaw, Ann, 1996, “The Spiritual Dimension of Hospice：the Secularization

事項索引

人名索引

著者紹介

田代志門（たしろ　しもん）

1976年　山形県生まれ
2000年　東北大学文学部卒業
2007年　東北大学大学院文学研究科博士後期課程修了
　　　　博士（文学）
現　在　東北大学大学院文学研究科教授
専　門　社会学・生命倫理学
著　書　『研究倫理とは何か——臨床医学研究と生命倫理』（勁草書房，第9回日本医学哲学・倫理学会学会賞受賞）
　　　　『現代日本の「看取り文化」を構想する』（共編著，東京大学出版会）
　　　　『臨床現場のもやもやを解きほぐす——緩和ケア×生命倫理×社会学』（共著，医学書院）など

死にゆく過程を生きる
——終末期がん患者の経験の社会学

2016年 3 月10日　第1刷発行　　定価はカバーに
2024年11月10日　第2刷発行　　表示しています

著　者　田　代　志　門

発行者　上　原　寿　明

世界思想社

京都市左京区岩倉南桑原町56　〒606-0031
電話　075(721)6500
振替　01000-6-2908
http://sekaishisosha.jp/

（印刷　太洋社）

ISBN978-4-7907-1678-5